Edition aktive Gesundheit

Dr. med. Marcia Wilkinson

MIGRÄNE & KOPFSCHMERZ

Orac · Pietsch

Für meine Töchter Ottilie und Armine

Ins Deutsche übertragen von Leonie Manhardt.
Die deutsche Übersetzung wurde von
Dr. med. Gerald Udvardi durchgesehen.

ISBN 3-85368-925-6

Satz: ABC's Wien
Printed in Singapore

Dr. Marcia Wilkinson ist medizinischer Direktor der Migräne-Klinik der Stadt London und der Regionalen Neurologischen Abteilung am Eastern Hospital in London. Sie ist außerdem Konsulent für Neurologie am bekannten Elizabeth Garret Anderson-Spital für Frauen.

Selbst ein Migräneopfer, hat sie ein lebenslanges aktives berufliches Interesse an diesen Schmerzzuständen. Sie hat zahlreiche Artikel über Migräne und Kopfschmerzen geschrieben und darüber in der ganzen Welt Vorträge gehalten.

Dr. Wilkinson lebt in London. In ihrer Freizeit interessiert sie sich für ihren Garten und wandert gerne.

INHALT

EINLEITUNG

Kopfschmerzen ist eines der weitverbreitetsten Übel, die die Menschheit verfolgen, und eines der ältesten. Mehr als 30 Prozent der westlichen Bevölkerung leiden an Kopfschmerzen, oder anders ausgedrückt, einer von drei Menschen hat einmal oder mehrmals im Jahr Kopfschmerzen.

Es gibt wahrscheinlich mehr als hundert verschiedene Arten von Kopfschmerzen, aber zwei der verbreitetsten Arten sind Migräne und Spannungskopfschmerzen. Von hundert Menschen, die mit Kopfschmerzen in eine Migräne-Klinik kommen, leiden 65 an Migräne, 25 an Spannungskopfschmerzen und 10 an andersartigen Kopfschmerzen.

Es ist ziemlich schwierig, eine genaue Statistik über das Auftreten von Kopfschmerzen zu erstellen. Obwohl die meisten Menschen im Laufe ihres Lebens von Kopfschmerzen geplagt werden, gehen manche damit niemals zum Arzt. Andere haben sich damit als einen unvermeidlichen Teil ihres Lebens abgefunden und wollen den Arzt nicht belästigen. In diesem Buch möchte ich Ihnen zeigen, wie Sie sich selbst helfen können, wenn Sie Kopfschmerzen haben, und ich gebe Ihnen einige praktische Ratschläge, wie Sie mit Streß, der zu Kopfschmerzen führt, fertig werden können. Glücklicherweise sind die häufigsten Kopfschmerzen keine Anzeichen ernsthafter Erkrankung.

Ist der Schmerz jedoch beharrlich und stark und treten die Kopfschmerzen wiederholt auf, dann sollten Sie Ihren Hausarzt aufsuchen, der Ihnen raten kann, wie Sie diese bestimmte Art Ihrer Kopfschmerzen am besten behandeln. Das Verständnis für die Symptome ist oft eine Hilfe, mit Ihnen fertig zu werden. Eine der ersten Fragen, die die meisten Patienten stellen, lautet: Was ist Migräne wirklich? Das ist nicht einfach zu beantworten, da bei verschiedenen Menschen verschiedene Arten von Kopfschmerzen auftreten können. Im ersten Kapitel werde ich Ihnen deshalb die einzelnen Migränearten erklären und untersuchen, welche Menschen darunter leiden.

Bemerkung

Obwohl in diesem Buch ähnliche Namen für Präparate, die in den verschiedenen Ländern auf dem Markt sind, gewählt wurden, kann ein Produkt dem anderen nicht gleichgesetzt werden, da sich die meisten durch die inaktiven Zusatzstoffe, die als Mantel- und Füllstoffe verwendet werden, unterscheiden.

1 WAS IST MIGRÄNE?

Migräne ist ein verbreitetes Leiden, das durch starke, wiederkehrende Kopfschmerzen gekennzeichnet ist. Die Schmerzen treten gewöhnlich auf einer Kopfseite auf, gelegentlich auch auf beiden. Der Schmerz variiert stark in seiner Heftigkeit und reicht von dumpf nagend bis zum unerträglichen Pochen. Wenn Sie je an Migräne gelitten haben, so stimmen Sie sicherlich der Definition zu, daß dies eine der schlimmsten Formen von Kopfschmerzen ist. Zahlreiche andere Symptome können diese Kopfschmerzen begleiten: Appetitlosigkeit, Brechreiz und Übelkeit. Manchmal treten diese Symptome auf, noch bevor die Kopfschmerzen beginnen, und vielleicht haben Sie auch Sehstörungen und Sprachschwierigkeiten oder fühlen sich schwindlig.

Es gibt mehrere Migränearten, und Sie werden feststellen, daß Ihre Anfälle zu den verschiedenen Zeiten auch verschiedenartig sind. Die drei Hauptarten sind klassische Migräne, gewöhnliche Migräne und „Cluster"-Kopfschmerzen, also migräneförmige Neuralgie.

Klassische Migräne

Bei dieser Art von Migräne werden Sie vor dem auftretenden Anfall gewarnt. Sehr oft beginnt sie mit Sehstörungen, Sie sehen verschwommen, oder Sie sehen teilweise überhaupt nichts. Zeitweise sind Sie unfähig zu sprechen, und gelegentlich ist Ihr Gefühls- und Tastsinn gestört. Ärzte nennen diese Warnsymptome die Aura. Sie treten vor den eigentlichen Kopfschmerzen auf, und man glaubt, daß sie durch die Verengung der Blutgefäße, die einen bestimmten Teil des Gehirns versorgen, entstehen.

Die Kopfschmerzen beginnen bald nach dem Erscheinen dieser Symptome, und sie sind im allgemeinen sehr stark. In zwei von drei Fällen tritt der Schmerz auf einer Seite und, wiederholt er sich, immer auf der gleichen Seite auf. Gelegentlich kann er aber auch auf der andere Seite oder auf beiden Seiten gleichzeitig auftreten.

Brechreiz oder Erbrechen begleiten diese Kopfschmerzen meist, und bei einem schweren Anfall werden Sie sich vielleicht ins Bett legen müssen. Bei manchen Migräne-Anfällen können Sie auch Durchfall bekommen.

Gewöhnliche Migräne

Wie der Name schon sagt, tritt diese Art von Migräne häufiger auf. Im Gegensatz zur klassischen Migräne gibt es keine warnenden Vorzeichen, jedoch kann der Kopfschmerz ebenso stark sein und gleiche Unbehaglichkeit hervorrufen. Meist ist er von Übelkeit und Erbrechen begleitet. Manchmal fühlen Sie einen Brechreiz, bevor der Kopfschmerz eintritt, und manchmal, nach dem Erbrechen, fühlen Sie eine Erleichterung des Schmerzes, doch durch eine plötzliche Bewegung oder durch Bücken verstärkt er sich wieder.

Cluster-Kopfschmerzen

Cluster-Kopfschmerzen (migräneförmige Neuralgie) – ungewöhnlicher als die klassische und die gewöhnliche Migräne – treten in Reihen oder Bündeln auf, die von zwei Wochen bis zu drei Monaten dauern können. Dazwischen gibt es schmerzfreie Intervalle von mehreren Monaten bis zu drei oder vier Jahren. In schweren Fällen können diese Kopfschmerzen mehrere Male in 24 Stunden auftreten, jeder Kopfschmerz mit einer Dauer bis zu zwei Stunden. Männer sind von dieser Migräneart viermal so oft betroffen als Frauen, obwohl die Ärzte nicht wissen, warum. Glücklicherweise haben nur etwa vier Prozent der Migräneopfer diese bestimmte Form.

Der Schmerz ist sehr stark und liegt oft zwischen den Augen. Er kann durch Augentränen oder -rötung begleitet sein, ebenso kann der Nasengang der betroffenen Seite blockiert werden.

Sie und Ihre Migräne

Wann haben Sie sie zum ersten Mal gespürt?

Migräne ist im wesentlichen eine Erkrankung jüngerer Menschen. Tatsächlich haben viele ihren ersten Anfall in der Kindheit. Jeder ernsthafte und beharrliche Kopfschmerz, der nach dem fünfzigsten Lebensjahr zum ersten Mal auftritt, erfordert eine genaue Untersuchung durch den Arzt. Ein Schmerz, der täglich auftritt, immer vorhanden ist und sich durch nichts bessert oder verschlimmert, außer vielleicht durch Streß, entsteht gewöhnlich durch Spannung (siehe Kapitel acht). Wenn Sie eine lange Krankengeschichte wiederkehrender Kopfschmerzen haben und wenn der Schmerz manchmal auf der einen Seite und manchmal auf der anderen Seite auftritt, kann mit größter Sicherheit Migräne diagnostiziert werden. Es ist aber wichtig, bei plötzlichen und starken Kopfschmerzen den Arzt zu konsultieren. Menschen mit Kopfschmerzen sind oft beunruhigt, daß diese vielleicht das Anzeichen einer ernsthafteren Erkrankung, wie z. B. eines Hirntumors sein könnten. Ihr Hausarzt wird Ihre Krankengeschichte prüfen und Sie gründlich untersuchen. Die Mehrzahl aller Patienten, die den Arzt wegen Kopfschmerzen aufsuchen, haben jedoch keine ernsthafte organische Erkrankung.

Zu welcher Tageszeit kommen sie?

Die meisten Migränekopfschmerzen beginnen früh am Morgen, zwischen fünf Uhr früh und zehn Uhr vormittags. Es ist eher ungewöhnlich, daß sie später am Tage auftreten. Kopfschmerzen, die durch hohen Blutdruck verursacht werden, sind schon beim Erwachen spürbar, aber verstärken sich, sobald Sie aufstehen, „Cluster"-Kopfschmerzen können zu jeder Tageszeit entstehen und Sie sogar während der Nacht wecken. Ebenso können sie auch zu jeder Tageszeit beginnen.

Wie lange dauern sie?

Die frühen Warnsignale eines klassischen Migräne-Anfalles dauern im allgemeinen nicht länger als fünfzehn bis zwanzig Minuten. Die Kopfschmerzen selbst können ein bis zwei Stunden oder den ganzen Tag über, manchmal auch zwei Tage hindurch dauern. Es ist immer empfehlenswert, bei einem Anfall so früh wie möglich Medikamente zu nehmen (siehe Kapitel sechs). Meist kann die Stärke der Kopfschmerzen gemildert werden, wenn man bei den ersten Anzeichen des Anfalles reagiert.

Migräne-Kopfschmerzen können zwischen ein- bis achtmal im Monat auftreten. Tägliche Kopfschmerzen, außer „Cluster"-Kopfschmerzen, kommen niemals von Migräne. Charakteristischerweise treten Migräne-Kopfschmerzen nicht auf, wenn Sie in Spitalsbehandlung sind. Auch wenn Sie schwanger sind, werden Sie wahrscheinlich keine Anfälle haben, und, obwohl viel über Migräne während der Menstruation geschrieben wurde, haben nicht mehr als etwa 10 Prozent der Frauen mit Migräne alle oder die meisten Kopfschmerzen während ihrer Periode. Wir werden auf diese bestimmten Fälle noch in Kapitel fünf näher eingehen.

Diagnose

Die Diagnose von Kopfschmerzen ist eine sehr schwierige Sache. Wie unterscheidet sich Migräne von anderen Kopfschmerzen? ist daher eine Frage, die mir oft gestellt wird. Sie ist schwer zu beantworten, vor allem, da es möglich ist, daß eine Person an mehr als einer Form von Kopfschmerzen leidet. Bevor mit einer Behandlung für eine bestimmte Kopfschmerzart begonnen wird, ist es daher erforderlich, zuerst einmal die Diagnose zu erstellen.

Haben Sie Probleme mit den Augen?

Wird der Kopfschmerz zwischen den Augen empfunden und kommt oder verstärkt er sich, wenn Sie die Augen bewegen oder berühren, kann der Schmerz durch eine Augeninfektion oder andere Augenbeschwerden verursacht werden. Ihr Hausarzt kann feststellen, ob dies der Fall ist.

Gehen Sie zum Zahnarzt!

Andere mögliche Gründe für Schmerzen im Kopf oder Gesicht sind Zahnverfall, Weißheitszähne oder andere Zahnprobleme. Jeder mit einem andauernden dumpfen Schmerz im Gesicht oder Kopf, vor allem, wenn er von scharfen Stichen begleitet ist, sollte die Zähne untersuchen lassen. Dies wird gewöhnlich Röntgenaufnahmen einschließen, um dem Zahnarzt die Möglichkeit zu geben, die Ursache des Schmerzes festzustellen, wenn er durch einen schadhaften Zahn entstanden ist.

Nackenschmerzen

Einige Menschen entwickeln Schmerzen im hinteren Nacken und Kopf, und manchmal ist dieser Schmerz mit Veränderungen des oberen Teiles der Halswirbelsäule verbunden. Geringfügige Veränderungen der Wirbelsäule treten bei den meisten Menschen über fünfzig auf, und oft verursachen sie keine Schmerzen. Haben Sie jedoch Schmerzen im rückwärtigen Kopf oder Nacken, sollten Sie Ihren Arzt aufsuchen.

Was geschieht während eines Migräne-Anfalles?

Schon sehr früh haben Menschen versucht zu erklären, wodurch Migräne verursacht wird. Im alten Ägypten und auch später wurden die Symptome bösen Geistern zugeschrieben, und manchmal wurden Löcher in den Kopf gebohrt (Trepanation), um die bösen Geister entweichen zu lassen. Im 17. Jahrhundert fand William Harvey, daß Blut im Körper zirkuliert, und seitdem glaubt man, daß Migräne eine Erkrankung der Blutgefäße ist. Die meisten Experten stimmen überein, daß während eines Migräne-Anfalles die Blutgefäße, die den Kopf versorgen, sich zuerst zusammenziehen und dann wieder ausdehnen und so den Kopfschmerz verursachen. Aber trotzdem wird noch immer heftig diskutiert, warum dies geschieht, da anscheinend doch verschiedene Dinge im einzelnen Menschen die Anfälle auslösen.

Der Migränemechanismus

Während kein Zweifel darüber besteht, daß in einem Migräne-Anfall Veränderungen in der Größe der Blutgefäße stattfinden, ist nicht ganz deutlich, wie oder wann diese Veränderungen geschehen. Es ist jedoch wahrscheinlich, daß sie durch die gesteigerte Produktion einer oder mehrerer nachfolgender biochemischer Substanzen im Körper hervorgerufen werden:

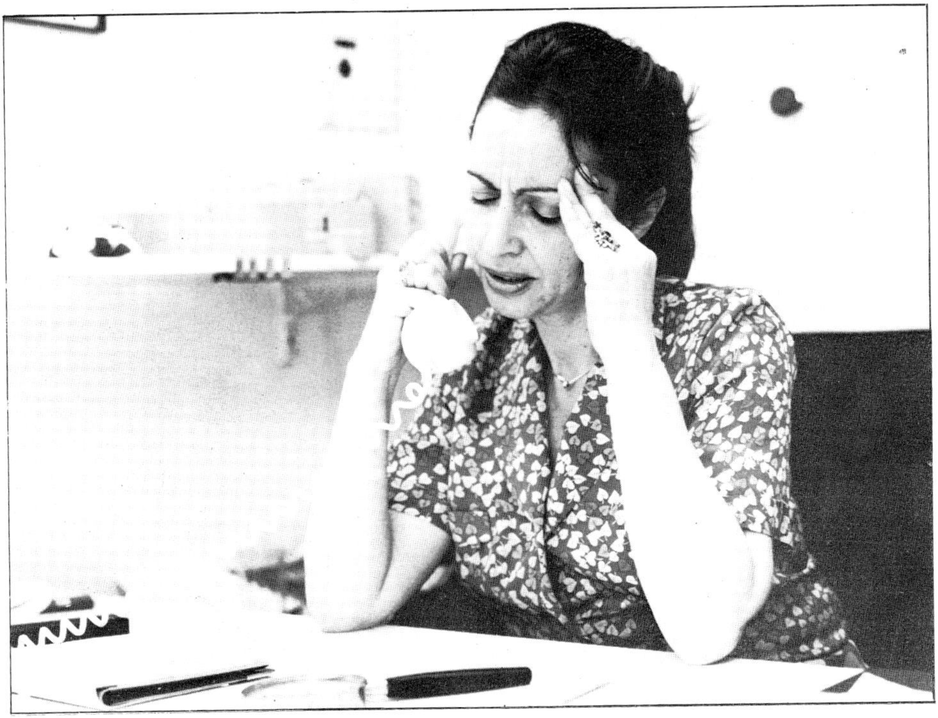

Diese Streßsituation läßt Hormone wie etwa Adrenalin frei werden. Bei anfälligen Menschen kann dies zu einem Migräne-Anfall führen.

Serotonin: ist eine chemische Substanz, die im Gehirn gefunden wird und durch das Gewebe in die Blutzirkulation gelangt. Untersuchungen haben gezeigt, daß während eines Migräne-Anfalles Veränderungen im Blutserotonin vor sich gehen (siehe Seite 88).

Katecholamine: sind Hormone, die von der Nebenniere erzeugt werden und sich aus Adrenalin, Noradrenalin und Dopamin zusammensetzen. Wenn Sie unter Streß leiden, werden unter anderem diese Substanzen vermehrt in den Körper ausgeschieden. Untersuchungen zeigen, daß eine Abweichung im Kontrollmechanismus für Produktion, Abbau und Speicherung dieser Substanzen im Menschen mit Migräne besteht.

Histamin: ist eine chemische Substanz, die der Körper als Reaktion auf Schocks durch Verletzungen oder während einer allergischen Reaktion erzeugt. Sie bewirkt entweder das Zusammenziehen oder die Erweiterung der Blutgefäße. Es wurde auch einmal angenommen, daß Migräneopfer besonders auf Histamin reagieren. Heute aber glaubt man nicht mehr, daß Kopfschmerzen, die durch Histaminstöße verursacht werden, Migräne-Kopfschmerzen sind.

Prostaglandine: sind chemische Substanzen im Körper, die dafür bekannt sind, daß sie eng mit der Schmerzentwicklung verbunden sind und die Blutgefäße beeinflussen.

Die Schwierigkeiten bei der Erforschung, was während eines Migräne-Anfalles geschieht, liegt darin, daß Substanzen, die an dem Anfall beteiligt sind, nur kurz vor diesem erzeugt werden oder in einem sehr frühen Stadium, und daß, außer es werden Blut- und Harnproben vom Patienten zu dieser bestimmten Zeit entnommen, keinerlei Ungewöhnlichkeiten gefunden werden. Dies ist einer der Gründe, warum eine Institution wie die Migräne-Klinik der Stadt London, an der ich seit vielen Jahren arbeite, so wichtig ist; denn nur hier können Menschen in einem frühen Stadium des Anfalles untersucht und Forschungen über diese Veränderungen im Körper durchgeführt werden.

Die verschiedensten Menschen kommen in die Migräne-Klinik der Stadt London um Hilfe und Rat. Da aber die meisten mit Kopfschmerzen nicht zum Arzt gehen, müssen wir über die Erfahrungen dieser Klinik hinausgehen, um mehr darüber zu erfahren, wer an Migräne leidet.

2 WER HAT MIGRÄNE?

Wie verbreitet ist Migräne?

Es ist wahrscheinlich, daß zumindest einer von zehn Menschen an Migräne leidet und daß einer von drei irgendeine Art von Kopfschmerzen innerhalb eines Jahres hat. In einer vor kurzem erstellten Untersuchung wurde herausgefunden, daß nur 20 Prozent jener, die im vergangenen Jahr Migräne hatten, auch ihrer Kopfschmerzen wegen zum Arzt gegangen sind. In einer ähnlichen, späteren Studie fand man, daß nur einer von zweihundert, die über Kopfschmerzen geklagt haben, auch tatsächlich einen Arzt konsultierten, während eine Felduntersuchung gezeigt hat, daß viel mehr Menschen zu irgendeiner Zeit des vergangenen Jahres Kopfschmerzen gehabt hatten – tatsächlich sechsmal so viele, als einen Arzt aufgesucht haben.

Der Preis von Migräne

Wenn einer von zehn Migräne hat, bedeutet dies, daß z. B. in einem Land wie England über 6 Millionen Menschen darunter leiden – über 1,5 Millionen Männer und 4,5 Millionen Frauen. Wenn die Hälfte davon arbeitet und jeder von ihnen einen Arbeitstag jedes zwölfte Monat verliert, so bedeutet dies einen Verlust von 3 Millionen Arbeitstagen pro Jahr. Aus diesem Grunde ist Migräne nicht nur eine große Belastung für den Leidenden selbst, sondern auch eine nationale Belastung.

Auch wenn Migräne von jenen, die niemals darunter gelitten haben, als geringes Übel dargestellt wird, so erscheinen doch die Kosten, addiert man sie, von erheblicher ökonomischer Bedeutung. Zählt man nun noch die Summe, die für Medikamente ausgegeben wird, zu den Kosten des Arbeitsverlustes, so steigt diese Ziffer ins Unglaubliche. In den Vereinigten Staaten allein werden jährlich mehr als 500 Millionen $ an Kopfschmerzmittel ausgegeben. Die meisten an Migräne Leidenden haben zumindest viermal im Jahr Kopfschmerzen, und wenn nur zwei Tabletten Aspirin oder Paracetamol gegen diese Kopfschmerzen eingenommen werden – was wahrscheinlich gering angenommen ist –, so erkennt man, daß Migräne eine wahrhaft kostspielige Angelegenheit ist.

Sind Migräneopfer überdurchschnittlich intelligent?

Es wurde behauptet, daß Migräne hauptsächlich Menschen in Fachberufen oder Manager befällt. Es gibt jedoch keinen Beweis dafür. Wahr hingegen ist, daß von jenen, die ihren Arzt um Rat fragen, ein hoher Prozentsatz aus der Schichte der Fachberufe und Manager kommt. Einige der ersten Untersuchungen über die Zahl der Kopfschmerzen und der Berufe jener, die sie bekommen, wurde von einer Gruppe New Yorker Ärzte mit großen Privatordinationen im Stadtzentrum erstellt, und die Ziffer spiegelt die Art von Patienten wider, die man in solchen Arztpraxen erwartet. Jüngere Studien allerdings haben gezeigt, daß Migräne die verschiedensten Bevölkerungsschichten betrifft.

Die Tabelle zeigt die Ergebnisse einer Analyse der Berufe von 2000 Patienten der Migräne-Klinik der Stadt London.

Beruf	**Anzahl**	**Prozentsatz**
Verwaltungs- und Büroangestellte	640	32,0
Hausfrauen	452	22,6
Leitende Angestellte und freie Berufe	299	15,0
Fachleute	198	9,9
Studenten	134	6,7
Ungelernte Arbeiter	114	5,7
Andere	124	6,2
Unbekannt	39	1,9
	2000	100,0

Diese Ziffern scheinen zuerst die Ansicht, daß Intellektuelle mehr an Migräne leiden, zu unterstreichen, aber der hohe Prozentsatz von Fachleuten und leitenden Angestellten bestätigt nur dieses Tatsache, da die Klinik, die in der Londoner Innenstadt liegt, wo die Mehrzahl der Büroangestellten arbeitet und wo es relativ wenige Handwerker gibt. Und obwohl es nur wenige Hausfrauen in der Innenstadt gibt, haben sie während des Tages Zeit, von den Außenbezirken in die Innenstadt in die Klinik zu kommen.

Dennoch gibt es eine Reihe von berühmten Gelehrten, die an Migräne gelitten haben. Einer der bekanntesten ist Charles Lutwige Dodgson, Mathematiker und Nonsense-Schriftsteller, besser bekannt als Lewis Caroll, Autor von „Alice im Wunderland" (1865). Viele Dinge, die Alice im Buch widerfahren, können auf Migränezustände zurückgeführt werden. Z. B. erscheint die Cheshire-Katze und verschwindet wieder und ist manchmal nur zum Teil sichtbar. Das ist eine Art optischer Trick, der bei Migräne-Anfällen vorkommt, wenn die rechte Seite eines Gegenstandes gesehen wird, aber nicht die linke. Während eines Anfalles erscheinen Dinge manchmal größer oder kleiner als in Wirklichkeit. Dies könnte Lewis Caroll die Idee zur Flasche mit der Aufschrift „trink mich", die Alice kleiner macht, oder für den Kuchen „iß mich", der sie größer macht, gegeben haben.

Andere berühmte Menschen, die an Migräne gelitten haben, sind Calvin, Königin Mary Tudor, der erste Herzog von Marlborough, die Philosophen Pascal und Nietzsche und Sigmund Freud. Thomas Jeffersen und Ulysses S. Grant hatten den Großteil ihres Lebens entsetzliche Kopfschmerzen.

Leiden mehr Frauen als Männer an Migräne?

Die Aufzählung berühmter Menschen mit Migräne ist in gewisser Beziehung irreführend, da sie mehr Männer als Frauen enthält. Tatsächlich jedoch leidet eine weit größere Anzahl von Frauen als Männer an Migräne. Das Verhältnis steht etwa drei zu eins.

Oft wird mir die Frage gestellt: Warum ist das so? Die wahrscheinlichste Antwort dafür ist, daß in der Frau während des Menstruationszyklus ein dauernder Wechsel im Hormonspiegel vor sich geht und dieser die Ursache von Kopfschmerzen ist. Viele Frauen, wenn auch nicht alle, finden, daß sich ihre Migräne, wenn sie schwanger sind oder nach dem Klimakterium, bessert.

Überraschenderweise haben aber bei Kindern Knaben häufiger Migräne als Mädchen. Nach der Pubertät jedoch steigt die Anzahl der Mädchen mit Migräne, und mit zwanzig haben bereits mehr Frauen als Männer Migräne.

Ist Alter ein Faktor?

Viele Menschen bekommen ihre ersten Migräne-Kopfschmerzen als Kinder. Sie kommen sehr früh im Leben – sogar ein Zweijähriger kann an Kopfschmerzen leiden. Im allgemeinen ist es ein Leiden der unter Fünfzigjährigen. Das Durchschnittsalter der Patienten, die eine Migräne-Klinik aufsuchen, liegt bei 38. Die Abbildung zeigt, in welchem Alter bei 1800 Menschen Migräne zum ersten Mal auftrat.

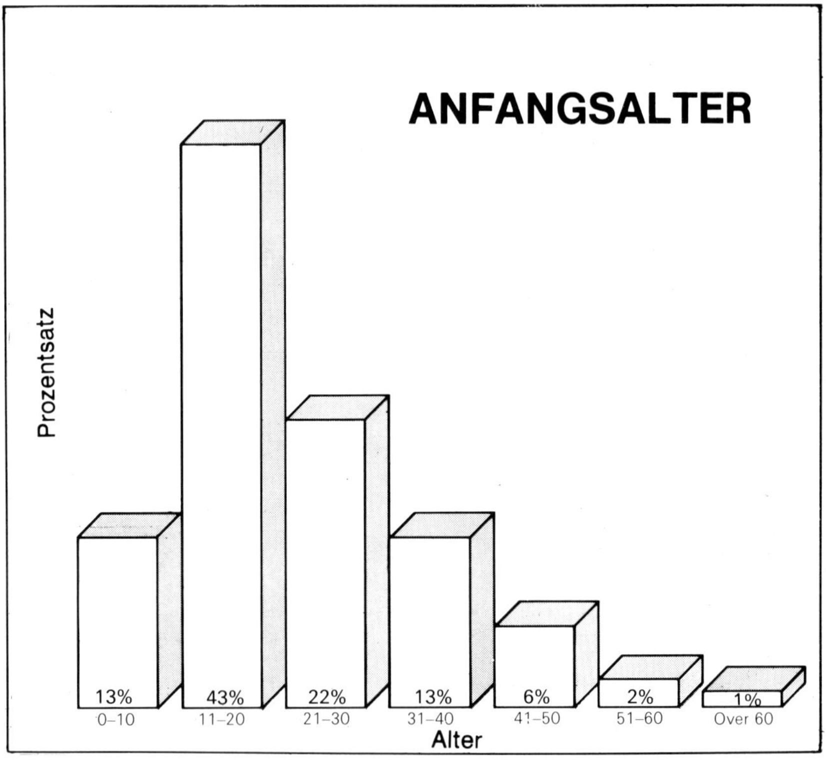

Diese Graphik zeigt, in welchem Alter der erste Migräne-Anfall wahrscheinlich auftritt. Die Mehrzahl der Betroffenen haben ihren ersten Anfall vor ihrem vierzigsten Lebensjahr.

Bei den meisten Menschen scheinen die Migräne-Anfälle nach dem 45. Lebensjahr nachzulassen. Der Grund dafür ist nicht mit Sicherheit bekannt, aber es kann sein, weil nach dem 50. Lebensjahr weniger Veränderungen im Hormonspiegel vor sich gehen.

Ist Migräne ererbt?

Viele Menschen möchten gerne wissen, ob sie eher zu Migräne neigen, wenn in ihrer Familie bereits Fälle aufgetreten sind. Andere befürchten auch, daß sie sie an ihre Kinder weitergeben. Aber was immer auch vererbt wird, sicherlich sind es nicht die Kopfschmerzen selbst. Es sind entweder biochemische Abweichungen, eine Abweichung in der Blutzusammensetzung oder irgendeine psychologische Reaktion auf Umwelteinflüsse. Es ist ziemlich schwierig, das alles in einer Familie festzustellen.

Es gibt viele Familien, in welchen mehr als einer an Migräne leidet, und es ist wahrscheinlich, daß, wenn Sie an Migräne leiden, Ihr Vater oder Ihre Mutter auch damit Probleme hatten oder Ihre Kinder sie entwickeln werden. Jeder Arzt kennt solche Familien.

Wenn Sie Ihren Hausarzt wegen Migräne aufsuchen, wird er Ihnen wahrscheinlich die Frage stellen, ob jemand in Ihrer Familie an Kopfschmerzen leidet, was in über 60 Prozent der Fälle voraussichtlich bejaht wird, vor allem, wenn Großmütter, Tanten und Onkeln dazugezählt werden. Erinnern Sie sich, daß mindestens einer von zehn Migräne hat, und deshalb müßte auch laut Statistik jede größere Familie von zehn Menschen oder mehr zumindest ein Mitglied haben, das daran leidet.

Die Veranlagung zum Kopfschmerz – eher als der Kopfschmerz selbst – ist ererbt, und in jedem von uns werden Kopfschmerzen durch unzählige Dinge ausgelöst – Essen, Eile, Schlafmangel oder Streß. Einen typischen Fall will ich hier erzählen:

Pamela Watson, vierzig, kam wegen ihrer starken Kopfschmerzen zu mir. Sie gab an, Ihre Mutter hätte erzählt, daß ihre Großmutter als junge Frau an krankhaften Kopfschmerzen gelitten habe. Pamela hatte zwei Töchter, vierzehn und sieben. Die ältere entwickelte Kopfschmerzen, als sie mit zwölf von der Unterstufe in die Oberstufe wechselte. Zuerst schien es, als wären es Spannungskopfschmerzen, aber im vergangenen Jahr hatte sich bei ihr eine klassische Migräne mit Sehstörungen, Übelkeit und Erbrechen entwickelt. Ihre siebenjährige Tochter hatte wohl keine Kopfschmerzen, war aber oft reisekrank. Pamela selbst war als Kind reisekrank gewesen und bekam erstmals ihre Kopfschmerzen, als sie an der Universität studierte. Seit damals hatte sie ihre Kopfschmerzen, begleitet von Übelkeit und Erbrechen. Gewöhnlich kamen sie, wenn sie verängstigt oder beunruhigt war. Nach einer Untersuchung wurde die Diagnose

Migräne bestätigt und ihr ein Medikament gegen Übelkeit und ein schmerzstillendes Mittel verschrieben. Langsam besserte sich ihr Leiden.

Reisekrankheit

Es ist interessant, daß beide, sowohl Pamela als auch ihre jüngere Tochter, manchmal an Reisekrankheit litten. Viele Menschen mit Migräne waren ihrer Krankengeschichte nach als Kinder reisekrank. Das bedeutet nicht nur Seekrankheit, sondern auch Übelkeit im Auto oder Bus. Es bessert sich oft, wenn das Kind älter wird. Wenn Sie mit einem Kind fahren, das zur Reisekrankheit neigt, nehmen Sie am besten einen Eimer und Tücher mit.

3 IHRE SYMPTOME

Die drei Hauptsymptome der Migräne, wie wir gesehen haben, sind Kopfschmerzen, Übelkeit und Erbrechen, und – bei der klassischen Migräne – die Sehstörungen, die dem Anfall vorangehen; mit einem Wort: die Aura. Wir werden in diesem Kapitel noch eingehend darauf zurückkommen, aber vielleicht sollte ich jetzt schon betonen, daß Migräne eine gelegentlich auftretende Störung ist. Das bedeutet, daß sie in Intervallen kommt und geht. Zwischen den Anfällen fühlen Sie sich ganz normal, und die Tatsache, daß Sie von Zeit zu Zeit an Migräne leiden, sollte Sie nicht davon abhalten, in der Zwischenzeit ein vollkommen normales Leben zu führen.

Frühe Anzeichen

Sie werden vielleicht einer der vielen Leidenden sein, die am Tag davor bereits wissen, daß sie Migräne bekommen werden. Vielleicht haben Sie einen schweren Kopf und fühlen ein leichtes Unbehagen, oder Sie sind schläfrig. Manchmal aber fühlen Sie sich vor einem Anfall auch außerordentlich wohl, möchten gerne ausgehen oder sich in einen heftigen Frühjahrsputz stürzen. Besteht aber ein Anfall nur aus Kopfschmerzen, werden Sie charakteristischerweise mit ihnen aufwachen.

Vor dem Anfall – die Aura

Vor dem klassischen Migräne-Anfall werden Sie einige ungewöhnliche „Sensationen", genannt die Aura, haben. Diese Sinneswahrnehmungen unterscheiden sich bei jedem einzelnen und sind meist, aber nicht immer optischer Natur. Sie können aus Flimmern, zickzacklaufenden Lichtern und undeutlichem Sehen bestehen oder einem Gefühl, wie durch Wasser zu sehen, und Sie können sogar auf einer Seite des Sehfeldes blind sein. Sehr oft ist die Schwierigkeit beim Sehen auf eine Seite beschränkt, und Sie glauben, Sie können mit Ihrem linken Auge nicht gut sehen, oder auf der rechten Seite mit Ihrem linken Auge oder umgekehrt. In der Medizin wird das als Hemianopsie bezeichnet. Obwohl es natürlich eine erschreckende Erfahrung ist, ist sie für jene, die an klassischer Migräne leiden, nicht ungewöhnlich. Glücklicherweise dauern diese Sehstörungen nicht sehr lange, im allgemeinen zwischen fünfzehn und zwanzig Minuten. Die meisten Betroffenen legen sich bei solchen Beschwerden gerne in einem abgedunkelten Raum zur Ruhe.

Ein heller Fleck kann erscheinen

Sie fühlen sich vollkommen in Ordnung, und plötzlich sehen Sie auf einer Seite Ihres Blickfeldes einen hellen Fleck. Er dehnt sich langsam aus und vergrößert sich, wird im Mittelpunkt dunkler, und während er sich ausdehnt, verändern sich seine runden Umrisse in eckige. Eine detaillierte Beschreibung dieser Sehstörung, die bei einem Migräne-Anfall auftreten kann, wurde im späten neunzehnten Jahrhundert von dem Arzt Dr. William Gowers in seinem Buch über Erkrankungen des Nervensystems gegeben.

Er beschreibt eine Serie von seltsamen, ungewöhnlichen Erscheinungen, die Ihnen vielleicht durch Ihre eigene Erfahrung vertraut sind.

„Im allgemeinen zeigt der äußere Rand des hellen Fleckes eine Zickzack-Form mit ein- und ausspringenden Winkeln, wie der Plan einer Befestigungsanlage. In einem Teil wird er blasser und endet, so daß die Umrisse unterbrochen sind. Die äußere Umgrenzung ist die hellste und oft von Farben begrenzt. Innerhalb der erleuchteten Ausdehnung wird er in kleinen Abständen langsam immer schwächer, und oft erscheinen innerhalb der hellen Umrisse Funken. Unzählige Teilchen scheinen in raschen regelmäßigen Bewegungen aufzutreten. Das Spektrum vergrößert sich mit dem blinden Feld, wird langsam verschwommener und verschwindet am Rand des Feldes."

Nicht immer folgen auf diese Sehstörungen auch wirklich Kopfschmerzen. Es ist nicht ungewöhnlich, daß sich die Art Ihrer Migräne manchmal verändert, wie der folgende Fall zeigt:

Kelly Atkinson, jetzt fünfzig, hatte einseitige Kopfschmerzen als Kind, die oft von Übelkeit begleitet waren. Als sie etwa vierzehn war, mußte sie mit ihrer Mutter einkaufen gehen, was sie gar nicht gerne tat. Sie gingen von Geschäft zu Geschäft, um einen passenden Mantel zu finden. Ihre Mutter war in Eile, da sie Kinokarten gekauft hatte, daher nahmen sie ein Taxi. Kelly fühlte sich zu dieser Zeit schon verängstigt und schwindlig und hatte arge Kopfschmerzen. Als ihre

Mutter rief: „Schau dir die Soldaten auf den Pferden an", sah Kelly aus dem Fenster und wurde prompt autokrank.

Ihre Kopfschmerzen wiederholten sich danach gewöhnlich in Streßzeiten, oft mit einem Gefühl von Übelkeit und Erbrechen begleitet. Während ihres zwanzigsten Lebensjahres empfand sie die Kopfschmerzen weniger störend, und sie war frei von ihnen, als ihre Kinder zur Welt kamen.

In ihren späten Dreißigerjahren änderten sich die Symptome wieder, und sie neigte zu Sehstörungen mit nachfolgenden Kopfschmerzen. Die Sehstörungen traten gewöhnlich auf der linken Seite auf und bestanden aus ovalen Formen mit funkelnden, springenden Lichtern, die sich wieder auflösten. Jedes Mal, wenn sie versuchte, daraufzuschauen, gingen sie fort, um aber nahezu sofort wiederzukommen. Zusätzlich zu den Lichtern trat eine schimmernde, fließende Erscheinung vor ihre Augen, und sie war unfähig zu lesen. Diese Symptome vergingen nach zirka fünfzehn Minuten.

Als sie das erstemal auftraten, war Kelly alarmiert und erschrocken, da sie überzeugt war, daß sie von einer ernsthaften Hirnerkrankung herrührten. Als sie aber wiederkamen, begann sie sie zu akzeptieren, da sie wußte, daß sie innerhalb einer halben Stunde wieder verschwinden würden. Der Arzt riet ihr, sich während eines solchen Anfalles auszuruhen und ein leichtes Beruhigungsmittel zu nehmen. Sie hat noch immer gelegentliche Anfälle, kann aber die nötigen Medikamente frühzeitig nehmen und so die Stärke des Anfalls vermindern.

Kribbeln

Manchmal fühlen Sie ein Kribbeln oder Taubheit auf einer Gesichtshälfte oder rund um die Lippen, oder Sie fühlen ein Stechen auf einer Körperhälfte. Gelegentlich tritt auch eine Schwäche in einem Arm oder Bein auf, die bis zehn oder fünfzehn Minuten dauert. Oder das Kribbeln beginnt in einer Hand und erstreckt sich langsam über den ganzen Arm. Wenn es nachläßt, beginnen die Kopfschmerzen.

Sprechschwierigkeiten

Ein ungewöhnlicheres Warnsymptom eines Anfalles sind Sprechschwierigkeiten und geistige Verwirrung. Wieder ist es ein beunruhigendes Symptom, besonders wenn Sie unfähig sind, das richtige Wort zu finden oder ausdrücken zu können, was Sie meinen. Aber das geht vorbei und dauert gewöhnlich nur wenige Minuten.

Gehör- und Gleichgewichtsstörungen

Etwa die Hälfte jener, die an Migräne leiden, haben Erfahrungen mit Geräuschverzerrungen oder anderen Gehörstörungen und auch mit Schwindelgefühl. Eine Abneigung gegen Geräusche ist ziemlich verbreitet, manchmal hören Sie Gemurmel und Zischen oder erleiden einen teilweisen Gehörverlust. Sogar Ihre eigene Stimme kann unecht klingen. Elizabeth Garrett Anderson, eine englische Ärztin und Pionier in der fachlichen Ausbildung von Frauen, schrieb 1870 eine Arbeit über Migräne, in der sie sagt: „Der Patient scheut Lärm, Licht und die leiseste Bewegung und wird von der sanftesten Vibration eines Pendels gepeinigt.“ Jedes laute Geräusch, schreibt sie, verschlimmere seine Kopfschmerzen.

Häufig treten auch Verluste des Gleichgewichtssinns oder Schwindelgefühl auf. Sie haben das Gefühl, als ob sich die Umgebung um Sie drehen würde. So wie die Hörschwierigkeiten kann das Schwindelgefühl entweder den Kopfschmerzen vorausgehen oder mit ihnen gemeinsam auftreten.

Kopfschmerzen

Dieses Symptom verbinden die meisten Menschen mit Migräne. Er kann in der Stärke variieren, von einem milden, aber erträglichen Schmerz bis zu einem unerträglich pochenden, der den Leidenden erschöpft. Überlagert von diesem pochenden Schmerz, der einer Serie von Hammerschlägen ähnlich ist, kann ein scharfer, stechender Schmerz sein, so als ob man mit einem Nagel oder einer Nadel in den Kopf gestochen wird. Wenn er nicht behandelt wird, kann dieser Kopfschmerz Stunden dauern, sogar Tage, aber wenn Sie sich niederlegen und ein schmerzstillendes Mittel oder was immer Ihnen der Arzt verschrieben hat, nehmen können, wird der Schmerz nach ein oder zwei Stunden leichter.

Variationen eines Themas

Der Sitz der Kopfschmerzen kann von Anfall zu Anfall verschieden sein. Dr. J. Oeson, Kopenhagen, untersuchte 687 Patienten mit Migräne und fand sechs unterschiedliche Zonen, wo der Kopfschmerz empfunden wird:

Schmerzzonen	Prozentsatz
Einseitiger Kopfschmerz	44
Über den ganzen Kopf verteilt	22
Auf der Stirn (auf beiden Seiten)	14
Einseitiger Schmerz auf der Stirn	13
Hinterkopf	6
Kopfmitte	1

Manchmal leiden Kinder an klassischer Migräne, aber wenn sie älter werden, hören die Sehstörungen auf, und sie bekommen nur Kopfschmerzen. In anderen Fällen, wenn nur Kopfschmerzen aufgetreten sind, können später Sinnesstörungen dazukommen. Einer meiner Patienten an der Migräne-Klinik der Stadt London hatte bei seinen Migräneanfällen einen einseitigen Sehverlust bis etwa fünfzig. Ein anderer Patient mit einer eindeutigen Familiengeschichte mit Migräne hatte seit seiner Kindheit einfache starke Kopfschmerzen, begleitet von Übelkeit und Erbrechen. Mit 25 fiel er nach einem Sturz mit dem Kopf gegen eine Wand. Sofort danach verlor er das Sehvermögen auf einer Seite und bekam Kopfschmerzen. Seit dieser Zeit geht jedem Migräneanfall diese Sehstörung voran.

Übelkeit und Erbrechen

Die Mehrzahl der Migräneopfer leidet an Übelkeit und Erbrechen. Manchmal ist dies ein Gefühl, nicht essen zu wollen oder eine allgemeine Abneigung zu essen. Manchmal aber muß man auch erbrechen, und das ist eines der unangenehmsten Kennzeichen des Anfalles. Es erschwert auch die Behandlung, denn wenn jemandem übel ist oder er erbricht, haben Medikamente, die durch den Mund verabreicht werden, wenig Wirkung. Sie können erbrochen werden, und es gibt Fälle, wo Medikamente, die durch den Mund eingenommen wurden, bei Migräne-Anfällen nicht richtig absorbiert worden sind.

Eine sehr interessante Arbeit hat kürzlich gezeigt, daß Patienten mit Migräne, wenn sie kopfschmerzfrei waren, Aspirin normal vertragen haben, während Aspirin während eines Migräne-Anfalles von ihnen bedeutend langsamer und unvollständiger aufgenommen worden ist. Eine andere interessante Erkenntnis war, daß bei Verschreibung des Medikamentes **Metoclopramid** (Paspertin®) Aspirin während eines Anfalles wieder praktisch normal absorbiert wurde. Es ist schwierig, die tatsächliche Tätigkeit des Magens zu messen, aber es ist ziemlich einfach festzustellen, wie Aspirin und Alkohol unter verschiedenen Bedingungen aufgenommen werden.

Zusätzlich zu Übelkeit und Erbrechen hat einer von fünf Leidenden Verdauungsstörungen und Durchfall. Dies kommt nur während eines Anfalls vor, denn zwischen den Anfällen reagiert der Verdauungsapparat normal. Zu Beginn dieser Attacke ist die Schwierigkeit, Wasser zu lassen, ziemlich verbreitet und nicht beängstigend. Wenn die Migräne sich bessert, bemerken Sie vielleicht, daß Sie öfter Wasser lassen müssen als normal, was ebenfalls nicht alarmierend ist.

Was können Sie noch fühlen?

Die meisten Menschen sehen während eines Migräne-Anfalles blaß aus und frieren. Wenn Sie darunter leiden, ist es am besten, mit einer Wärmeflasche ins Bett zu gehen, und wenn Sie sich nicht zu elend fühlen, nehmen Sie auch eine Schale heißen, süßen Tees. Andere können aber unter Hitze leiden, und ihr Gesicht ist während eines Anfalles gerötet.

Empfindlichkeit der Kopfhaut

Bei der Hälfte der Migräneanfälle tritt dies während oder nach einem Anfall auf. Es ist manchmal ein sehr unangenehmes Gefühl, wenn Sie Ihr Haar kämmen oder bürsten, aber es kann auch so stark sein, daß Sie auf der betroffenen Seite nicht liegen können. Diese Empfindlichkeit kann jeden Teil Ihres Kopfes oder Nackens befallen.

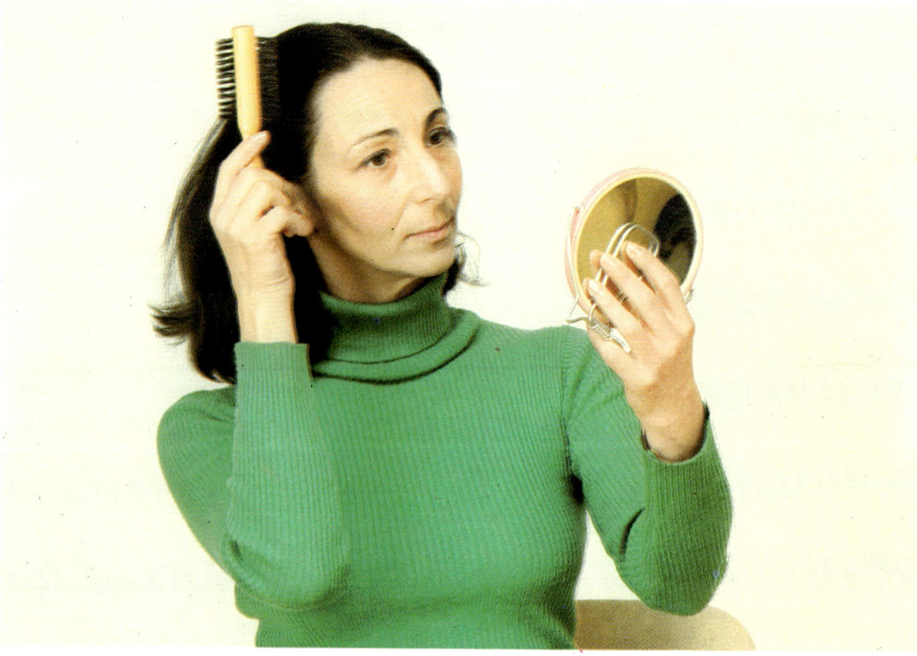

Ein allgemeines Symptom, das Migräne begleitet, ist die Empfindlichkeit der Kopfhaut, die sie manchmal spüren, wenn Sie Ihr Haar kämmen oder bürsten.

Gesteigerte Wasserretention – verminderte Flüssigkeitsausscheidung

Sie kann Stunden oder Tage vor der Migräne auftreten. Es ist ziemlich verbreitet, daß Sie in dieser Zeit ein oder eineinhalb Kilo zunehmen, und manchem werden Ringe oder Kleider zu eng. Sehr oft lassen Sie dann auf dem Höhepunkt ihrer Kopfschmerzen oder wenn die Migräne abschwächt, vermehrt Wasser. Diuretica, die zur Unterstützung des Wasserlassens versucht wurden, verhindern jedoch normalerweise nicht den Anfall.

Verlegung der Nase

Zwischen 10 und 20 Prozent der Migränefälle klagen über Verlegung der Nase. Dieses Symptom hält während der Zeit der Kopfschmerzen an.

Fieber

Kinder bekommen mit der Migräne manchmal Fieber, und ihre Temperatur kann alarmierend ansteigen. Temperaturen bis zu 40° sind bekannt. Wenn Sie beunruhigt sind, ist es am besten, den Arzt zu fragen.

Rascher Herzschlag

Er wurde bei zirka 3% der Migräneopfer festgestellt und bessert sich meistens, wenn die Kopfschmerzen nachlassen.

Stimmungswechsel

Vor oder während eines Anfalls können bei manchen Menschen Stimmungswechsel eintreten. Vielleicht fühlen Sie sich deprimiert und rastlos, manchmal sogar verstört. Es kann auch zeitweiser Gedächtnisschwund entstehen. Kurz vor Beginn eines Anfalls glauben manche Menschen, „nicht richtig da zu sein". Dies kann geschehen, wenn dem Anfall ungewöhnliche Sinnesstörungen wie „Doppelbewußtsein" oder eine lebhafte Erinnerung an längst vergangene Ereignisse vorangehen.

Seltene Migränearten

Eine sehr seltene Art von Migräne ist die Halbseitenmigräne, in der eine wiederholte Schwäche einer Körperhälfte eintritt. Sehr oft gibt es eine Krankengeschichte von ähnlichen Anfällen in der Familie, und meist tritt die Schwäche bei Mutter und Tochter auf derselben Seite auf, weniger oft auch bei Vater und

Sohn. Die Behandlung ist die gleiche wie bei klassischer Migräne, aber bevor Halbseitenmigräne festgestellt werden kann, müssen alle anderen möglichen Faktoren ausgeschlossen werden. Jeder mit diesem Symptom sollte den Arzt aufsuchen, der wahrscheinlich eine Untersuchung durch einen Neurologen empfehlen wird. Wahrscheinlich wird dies eine Scanner-Untersuchung einschließen (Computer-Tomographie), eine komplizierte, aber schmerzlose Art der Röntgenuntersuchung.

Eine andere ungewöhnliche Art ist die Augenmuskelmigräne mit vorübergehender Lähmung der Augenmuskulatur oder Pupillenveränderung. Hier wiederum sollte der Arzt aufgesucht werden. Auch bevor diese Migräne-Diagnose gestellt wird, sollten alle anderen Ursachen ausgeschlossen sein.

Der Ausdruck „migräne-equivalent" wird zur Beschreibung der Migränesymptome, die ohne Kopfschmerzen oder nur mit sehr milden Kopfschmerzen auftreten, verwendet. Auch eine solche Diagnose kann nur gestellt werden, wenn die Symptome regelmäßig erscheinen, die Dauer eines Migräne-Anfalles haben und durch ähnliche Faktoren ausgelöst werden. Gerade diese auslösenden Faktoren werde ich im nächsten Kapitel näher untersuchen.

4 AUSLÖSEFAKTOREN

Fragen Sie irgendeine Gruppe von Menschen mit Migräne, wodurch ihre Anfälle ausgelöst werden, und Sie werden eine Vielfalt von Antworten erhalten. Trotzdem gibt es eine Anzahl von Gründen, die bei jedem zu stimmen scheinen. Diese sind:

Änderungen in der täglichen Routine
Schlaf – zuviel oder zuwenig
Aufregung
Lärm
Licht
Gewisse Speisen (unzählige werden hier genannt)
Streß
Anstrengungen und körperliche Bewegung
Das Wetter
Gerüche
Hormonfaktoren

Änderungen in der täglichen Routine

Jede Änderung in der täglichen Routine, wie z. B. eine neue Stelle, Schichtarbeit, Urlaub kann ein Gefühl der Unsicherheit erzeugen und einen Migräne-Anfall auslösen. Es muß nicht unbedingt eine unangenehme Veränderung sein, im Gegenteil, manche Menschen finden sogar, daß ihre Kopfschmerzen am Wochenende schlimmer werden.

Wochenend-Kopfschmerz

Es gibt zwei wahrscheinliche Erklärungen für den Wochenend-Kopfschmerz. Die eine ist, daß nach einer schweren Arbeitswoche der Samstag-Kopfschmerz ein „erlösender" ist, der eintritt, wenn der Druck der Arbeit genommen wird.

Der andere rührt daher, daß das Wochenende oftmals eine Streßzeit ist, besonders für eine arbeitende Mutter, weil sie dann sowohl mit ihrer Familie als auch mit allen Haushaltsproblemen fertig werden muß. Studien jedoch zeigen, daß es objektiv gesehen keine besonderen Unterschiede zwischen den Wochentagen gibt. Wenn Sie finden, daß das Wochenende für Sie eine unangenehme Zeit ist, bitten Sie Ihre Familie, Ihnen bei der Hausarbeit zu helfen. Für manche sind ein oder zwei Stunden im Bett die Lösung des Problems. Manchmal allerdings kann auch zuviel Schlaf Kopfschmerzen erzeugen.

Schlaf

Während die meisten Menschen finden, daß sie sich besser fühlen, wenn sie sich bei einem Migräne-Anfall niederlegen und schlafen, finden andere, daß sie beim Aufwachen Kopfschmerzen bekommen, wenn sie erst spät am Morgen aufstehen. Die Ärzte glauben, der Grund ist die Ansammlung von Kohlendioxyd im Körper während des Schlafes. Sollte das bei Ihnen der Fall sein, ist es am be-

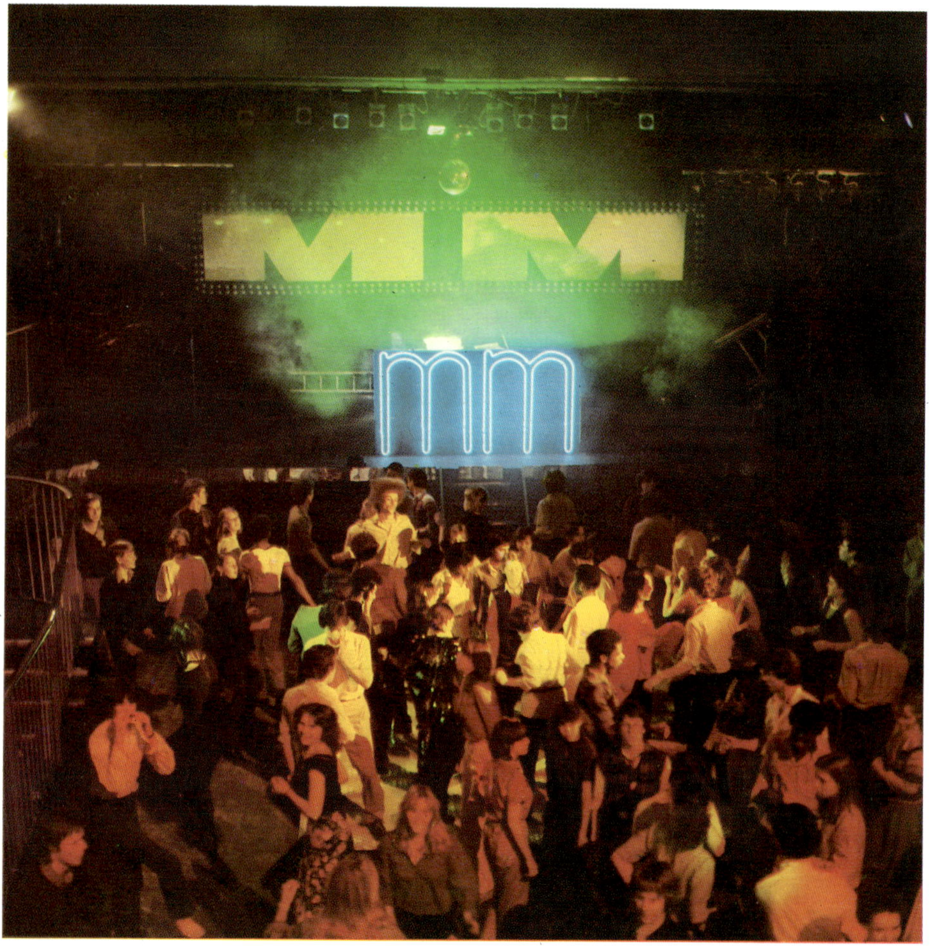

Wenn Sie zu Migräne neigen, sind Besuche von Diskotheken nicht ratsam. Aufregung, blitzende Lichter und laute Musik können einen Anfall hervorrufen.

sten, wenn Sie sich an regelmäßige Stunden gewöhnen und jede Nacht etwa zur selben Zeit ins Bett gehen.

Anderseits können Sie aber auch Kopfschmerzen bekommen, wenn Sie nicht genügend Schlaf haben. Spätes Aufbleiben oder nachts nicht schlafen können scheint ebenfalls bei manchen Menschen Kopfschmerzen zu erzeugen.

Aufregung

Ein anderer auslösender Faktor ist Aufregung. Besonders bei Kindern kann dies bemerkt werden (siehe Kapitel zehn). Aber auch Erwachsene können die Nachwirkungen eines Abends außer Haus spüren, und das können Kopfschmerzen am nächsten Morgen sein. Gesellschaftliche Verpflichtungen können anstrengend sein, besonders für scheue Menschen. Meist aber ist es eine Kombination von Faktoren, die Kopfschmerzen erzeugen. Zum Beispiel neigt man nicht nur dazu, bei gesellschaftlichen Anlässen mehr als sonst zu trinken, Sie können sich auch unsicher fühlen, weil Sie vielen unbekannten Menschen begegnen. Das Essen mag anders sein, als sie es gewöhnt sind, und es kann auch ziemlich laut und manchmal stark beleuchtet sein.

Lärm und Licht

Viele Menschen glauben, daß grelles Licht und laute Geräusche für ihre Kopfschmerzen verantwortlich sind; Migräne-Opfer sind besonders empfindlich. Danach gefragt, sagen sie gewöhnlich, daß der Lärm laut und anhaltend oder das Licht unerträglich sein muß. Ihr einziger Wunsch in einer solchen Situation ist, irgendwo einen ruhigen dunklen Ort zu finden, wo sie sich niederlegen, entspannen und schlafen können.

Dieser Wunsch nach Dunkelheit und Ruhe wird im Behandlungsraum der Migräne-Klinik der Stadt London erfüllt. Dort können sich Menschen, nachdem sie die geeignete Behandlung erhalten haben, niederlegen und, wenn sie wollen, auch schlafen. Meine Erfahrung hat mir gezeigt, daß die Patienten eher den Migräne-Anfall überwinden, wenn es ihnen möglich ist, in einem ruhigen dunklen Zimmer schlafen zu gehen. Deshalb sind in der Klinik die Fensterläden geschlossen, es gibt einen Teppichboden, und die Betten sind bequem.

Ich bin Victor Zoppa zum ersten Mal begegnet, als er fünfundzwanzig war. Er kam in die Klinik und klagte über Kopfschmerzen, die er seit dem achten Lebensjahr hatte. Als sie aufzutreten begannen, kamen sie nur zwei- oder dreimal im Jahr, oft wenn er aufgeregt war, ausgehen zu dürfen – in den Zirkus zum Beispiel. Sehr oft wurde ihm auch übel; doch wenn er ein Aspirin nahm und sich niederlegen konnte, verschwanden die Kopfschmerzen. Nachdem er die Schule verlassen hatte, war er zwei oder drei Jahre schmerzfrei. Aber vor zwei Jahren hatten sie wieder begonnen. Sie waren nun stärker und kamen etwa einmal alle sechs Wochen. Bevor die Kopfschmerzen begannen, sah er blitzende Lichter auf der rechten Seite – sie dauerten zirka 15 Minuten. Dann begann ein schrecklicher Schmerz über seinem linken Auge, und es wurde ihm übel. Wenn er keine schmerzstillenden Mittel nahm, hielt der Schmerz den ganzen Tag an, und meistens erbrach er nach einigen Stunden.

Als ich mit Victor sprach, fand ich heraus, daß er etwa vor zwei Jahren beschlossen hatte, Computer-Fachmann zu werden, und dieser Beruf verlangte vor allem die Beobachtung ständig wechselnder Zahlen auf einem Bildschirm, ähnlich einem Fernsehgerät. Zu dieser Zeit begannen auch die Kopfschmerzen sich deutlich zu verschlimmern.

Victor fand einen anderen Beruf, und seitdem sind seine Kopfschmerzen besser, obwohl er nicht ganz frei von ihnen ist.

Licht, vor allem flackerndes oder blendendes Licht, ist oft der Grund von Kopfschmerzen. Ununterbrochenes Blitzen, so wie es bei schlechten Neonlampen oder schlecht eingestellten Fernsehgeräten vorkommt, kann ebenso auslösend sein. Stellfn Sie deshalb Ihr Fernsehgerät immer richtig ein, bevor Sie sich etwas ansehen.

So wie Victor haben unzählige Menschen, die mit Computern arbeiten, gefunden, daß flimmernde Bildschirme problematisch sein können; es ist also sehr wichtig, daß diese Geräte richtig funktionieren.

Essen

Gibt es eine Migräne-Diät?

Jahrelang haben Menschen geglaubt, daß ein Grund für Migräne in der Ernährung liegt, und es besteht kein Zweifel, daß während eines Migräne-Anfalles die meisten eine Abneigung gegen Essen haben. Viele fühlen sich schwindlig und übel, wahrscheinlich deshalb, weil der Magen während eines Migräne-Anfalles flau ist, und nicht deshalb, weil sie etwas gegessen haben.

Trotzdem aber gibt es Beweise, daß gewisse Speisen bei manchen Menschen Anfälle erzeugen. Die häufigsten, die dafür verantwortlich gemacht werden, sind Alkohol, Käse und Milchprodukte, alles Herausgebackene, Schokolade, Zitrusfrüchte, Tee, Kaffee und Meerestiere. Da all dies jedoch allgemeine Bestandteile einer normalen Ernährung sind, ist es schwierig, herauszufinden, ob eines dieser Nahrungsmittel oder Getränke Anfälle erzeugt.

Es ist deshalb ziemlich zwecklos, eine sogenannte Migräne-Diät durchzuführen und jedes Nahrungsmittel auszuschließen, das als Auslöser eines Anfalles genannt worden ist. Das kann nur zu unausgeglichener Ernährung führen und bringt Sie keinen Schritt weiter, wenn Sie das Essen herausfinden wollen, das Sie belastet. Um herauszufinden, ob eine bestimmte Speise einen Anfall erzeugt, ist es am besten, sie für die Dauer eines Monats von Ihrer Speisekarte zu streichen. Sie werden dann sehen, ob sich Ihre Kopfschmerzen deutlich gebessert haben. Das kann mit jeder anderen Speise oder jedem Getränk (siehe Seite 49) wiederholt werden.

Welche Anteile im Essen können Migräne erzeugen?

Vor kurzem hat Dr. Edda Hanington eine Gruppe von Patienten aus der Migräne-Klinik des Elizabeth Garrett Anderson-Spitals in London untersucht. Sie erhielt eine klare Darstellung über die Beziehung zwischen gewissen Nahrungsmitteln und ihren Kopfschmerzen. Diese Patienten hatten sich freiwillig für die Untersuchung gemeldet. Es wurde ihnen entweder eine Pille mit 100 mg Tyramin, eine chemische Substanz, die im Körper und auch in bestimmten Nahrungsmitteln enthalten ist, verabreicht, oder eine ähnliche Pille, die Placebo, ein Scheinmittel enthielt, eine harmlose, inaktive Substanz, in diesem Fall Laktose (Milchzucker). Sie fand, daß von den 66 Patienten, die Milchzucker nahmen, nur sechs innerhalb von 24 Stunden einen Anfall hatten, während unter den 100, die Tyramin erhielten, 80 einen Anfall bekamen. Jeder Patient wurde vorher aufgefordert, die Pille nicht zu nehmen, wenn er in den vorhergegangenen 48 Stunden Kopfschmerzen gehabt hatte.

Tyramin wird hauptsächlich in Substanzen gefunden, die einer bakteriellen Zersetzung, wie gewisse Käsesorten und Wild, ausgesetzt sind, aber die Menge von vorhandenem Tyramin ist nicht immer konstant: Im Cheddar-Käse z. B. kann sie von einer kleinen Menge bis zu 100 mg in 100 g variieren. Käsesorten, in denen die höchste Konzentration gefunden wurde, sind Cheddar, Stilton und Schimmelkäse. Tyramin gehört zu einer Gruppe von chemischen Substanzen, die im Körper vorkommen und Amine genannt sind. Einige von ihnen spielen eine wichtige Rolle für die Arbeit des Gehirns und die Blutzirkulation. Sie werden auch in bestimmten Nahrungsmitteln, wie wir bei Tyramin gesehen technische Fortschritt solche Tests ermöglicht, aber sie sind immer schwierig und kostspielig und eigentlich noch immer im Versuchsstadium, so daß sie routinemäßig noch nicht angewendet werden können.

Hüten Sie sich vor schweren und stark gewürzten Speisen

John Fothergill hat vor 200 Jahren sehr bündig ausgesprochen, was noch heute für Migräne-Opfer gilt: „Es gibt einige Dinge, die in ganz geringen Mengen in manchen Konstitutionen nicht selten Kopfschmerzen verursachen, wie eine größere Portion flüssiger Butter, fettes Fleisch, Gewürze, besonders schwarzer Pfeffer. Fleischpasteten enthalten oft alle diese Bestandteile und sind ein Grund der Beschwerde, mehr als alles andere, was wir kennen, geile warme Mehlspeisen und ähnliches. Jede kleine Verfehlung wird nicht selten mit viel Kopfschmerzen enden. Wenn tatsächlich nun diese Übelkeit beginnt, meist gegen Morgen, halten die Patienten es für ein Ding der Unmöglichkeit, daß sie so spät nach einer Mahlzeit darunter leiden. Trotzdem aber ist es wahr, muß dringend untersucht werden, und die Krankheit muß dahingehend reguliert werden, sonst ist jede Medizin vergeblich."

Schränken Sie sich bei Schokolade ein

Schokolade ist wahrscheinlich das bekannteste Genuß- oder Nahrungsmittel, mit dem Menschen Migräne-Anfälle assoziieren. In jeder Übersicht werden vielleicht 60 Prozent der Befragten sie als Auslösefaktor angeben. Schokolade hat eine komplizierte chemische Struktur und enthält viele verschiedene Amine. Dr. Hantington hat gefunden, daß bei einigen Patienten Migräne-Anfälle erzeugt werden können, wenn man diesen eines der Amine, die in Schokolade gefunden werden, verabreicht.

Es ist ziemlich einfach, Schokolade bei der Ernährung zu streichen, und Sie kommen besser ohne sie aus. Da gibt es noch zusätzlich den Vorteil, daß Sie schlank bleiben.

Lieber Weißwein als Rotwein

Die Katerkopfschmerzen, die oft nach dem Genuß von zuviel Alkohol eintreten, sind bekannt, und sie entstehen wahrscheinlich infolge Ausdehnung der Blutgefäße. Bei manchen Menschen erzeugt Alkohol ein Gefühl der Wärme und rötet das Gesicht, und viele alkoholische Getränke enthalten verschiedene Amine, wie Tyramin, Histamin und Betaphenyl-Ethylamin.

Rotwein enthält mehr Amine als Weißwein und ist deshalb besonders geeignet, einen Anfall zu erzeugen. Viele Migräne-Leidende bevorzugen deshalb ein problemloseres Glas Weißwein.

Während einer Reihe von „Cluster"-Kopfschmerzen werden sogar geringe Mengen Alkohol einen Anfall hervorrufen, obwohl die meisten Menschen zwischen den Anfällen Alkohol in vernünftigen Mengen vertragen.

Streß

Geistiger und physischer Streß jeder Art kann eine Migräne-Attacke auslösen. Tatsächlich ist jeder, der angestrengt oder ängstlich ist oder einen emotionellen Schock erlebt hat, für die Entfaltung von Kopfschmerzen anfällig. Wir werden diese Kopfschmerzen, die durch Spannungen verursacht werden, in Kapitel acht näher betrachten, aber mein Rat für jeden, der unter Streß leidet, ist der gleiche: *versuchen Sie, sich zu entspannen.*

Sogar angenehme Dinge können Streß erzeugen, wie eine Beförderung oder ein bevorstehender Urlaub. Nehmen Sie z. B. eine Mutter, die Urlaubsvorbereitungen für die ganze Familie zu machen hat. Sie muß nicht nur darauf achten, daß alles eingepackt wird und daß alle Familienmitglieder für die Reise fertig sind, wahrscheinlich muß sie auch zeitig aufstehen, um das Frühstück für alle zu machen, und noch dazu hat sie in der vorhergegangenen Nacht nicht gut geschlafen. Später dann, wenn die Familie bereits einige Stunden mit dem Auto unterwegs ist, wird ein Kind vielleicht reisekrank, und im Auto ist es heiß und unbequem. Dann hat sie auch noch ein schnelles Essen, sagen wir Würstchen mit Pommes frites, in einem Autobahnimbiß hinuntergeschlungen. Wenn alle am Ziel angelangt sind, ist sie wie erschlagen und kann nicht mehr mit der Familie fertig werden. Jetzt bereits hat sie heftige Kopfschmerzen.

Menschen mit klassischer Migräne sind besonders empfänglich für Anfälle, die durch starke Emotion ausgelöst werden. Dr. Liveing, einer der ersten Kapazitäten auf dem Migräne-Gebiet, schrieb 1870: „Es scheint nichts auszumachen, welche Art von Emotion es ist, vorausgesetzt, sie wird stark empfunden."

Kenneth Naughton ist ein Geschäftsmann, der bereits mit 30 an der Spitze seines Erfolges steht. Er hatte in seiner Kindheit gelegentlich an Kopfschmerzen gelitten; sie begannen immer dann, wenn er unter Streß stand. Er war sehr gut in der Schule, gewann einige Preise als Sportler, und die Universität bereitete ihm keine Schwierigkeiten. In seinen späten Teenager- und frühen Zwanzigerjahren war er ziemlich frei von Kopfschmerzen. In der Firma wurde er bald befördert. Sein gegenwärtiger Beruf erforderte lange Arbeitszeiten, große finanzielle Verantwortung und viele Entscheidungen.

Seine Frau bemerkte, daß er immer reizbarer wurde und seine Kopfschmerzen häufiger auftraten. Sie kamen hauptsächlich dann, wenn er aufgeregt war, und die Familie fürchtete sich selbst davor, mit ihm im Auto zu fahren, weil jede Verkehrsstauung ihn wütend machte. Nach solchen Zwischenfällen fühlte er sich krank und klagte über linksseitige Kopfschmerzen, die so stark waren, daß er gezwungen war, zu Bett zu gehen. Er erbrach auch öfters. Seine Kopfschmerzen besserten sich, als er in die Klinik kam und schmerzstillende Mittel verschrieben bekam.

Streß ist heute ein unvermeidlicher Teil im Leben der meisten Menschen, und es gibt Wege, damit fertig zu werden. Für einige ist sportliche Betätigung die Lösung. Beachten Sie jedoch, daß Sie dabei Ihre Fähigkeiten nicht überschreiten sollten.

Anstrengungen und körperliche Betätigung

Heben schwerer Lasten, Bücken und körperliche Überforderung sind allgemein bekannte Auslösefaktoren. Natürlich sollte all dies während eines Anfalls vermieden werden, da sie die Kopfschmerzen verschlimmern. Für manche Menschen bedeutet jede Art von physischer Anstrengung Kopfschmerzen, gewöhnlich am Hinterkopf und Nacken, und weitere Anstrengungen verstärken den Schmerz. Eine Unterstützung der Nackenmuskeln wird in diesem Fall wahrscheinlich helfen, da die tatsächliche Beschwerde in der Halswirbelsäule liegen könnte.

Sind Sie in Form?

Kopfschmerzen treten auf, wenn sie nicht in Form sind und plötzlich eine Reihe anstrengender Übungen machen. Der Kopfschmerz ist intensiv und pochend und oft mit Übelkeit verbunden. Wenn Ihre körperliche Verfassung sich bessert, sollte auch der Kopfschmerz verschwinden. Es ist immer ratsam, langsam mit den Übungen zu beginnen, sei es nun beim Joggen, Tennis- oder Squashspielen oder auch nur bei gymnastischen Übungen zu Hause.

Kopfschmerz und Sport

Migräne kann sowohl durch physische als auch geistige Anstrengungen, wie sie Wettbewerbe oder jede konkurrenzierende Tätigkeit fordern, ausgelöst werden.

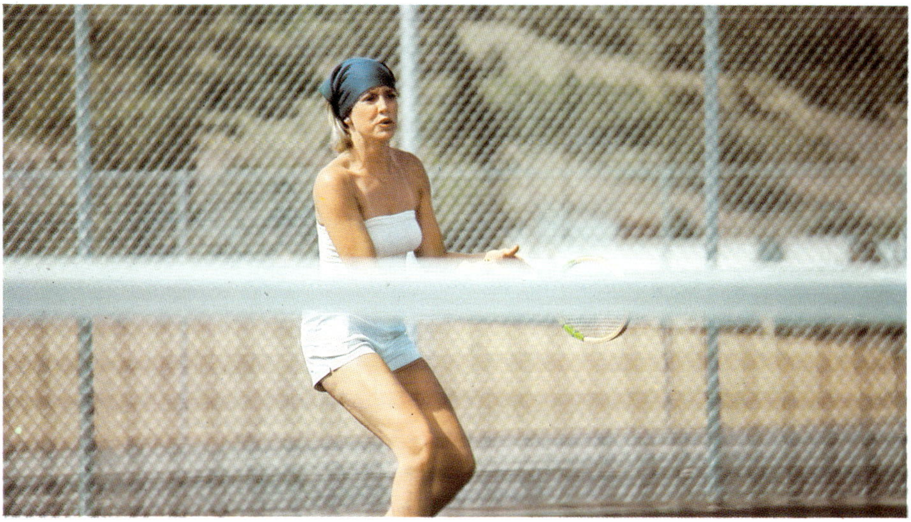

Überanstrengung ist ein allgemeiner Auslösefaktor der Migräne. Wenn Sie nicht fit sind und doch gerne Tennis spielen oder sich anders sportlich betätigen wollen, beginnen Sie erst einmal langsam.

Viele Sportler, die an der Olympiade in Mexiko teilgenommen haben, bekamen einseitige Kopfschmerzen und auch Brechreiz, hauptsächlich wegen der ungeheuren Anstrengung und aufregender Wettkämpfe; Migräne durch Anstrengung, doch die Symptome wurden durch die Höhe von 2100 m verschlimmert. Unmittelbar nach einer Veranstaltung traten bei einigen Sportlern optische Störungen, zeitweise auch Sehverlust auf, und wenige Minuten später hatten sie Brechreiz und einen stark pochenden Kopfschmerz zwischen den Augen. Einige Unglückliche bekamen diese Anfälle nach jedem Rennen, die Mehrzahl aber zeigte nur leichte Symptome. Bei durchtrainierten Sportlern halten diese Symptome selten lange an.

Selbst wenn Sie nicht gerade für die nächste Olympiade trainieren, werden Sie wissen, daß ein richtiger Wettkampf einen Anfall erzeugen kann, und es wird wohl das beste für Sie sein, solche Spiele zu vermeiden. Sie können noch immer joggen, wie einer meiner Patienten.

Bob Dunsdale ist ein 28jähriger, durchtrainierter junger Mann. Er kam mit einer Krankengeschichte von Kindheitsmigräne zu mir. Als Knabe hatte er optische Störungen mit hellen Zickzacklinien gehabt, die zwischen 15 und 20 Minuten dauerten. Als er älter wurde, dauerten diese Linien länger, und nahezu immer folgten darauf die Kopfschmerzen. Er fand, daß Niederlegen sie eher verschlimmerte und der Anfall nicht abgekürzt wurde. Er bevorzugte aufrechtes

Sitzen und versuchte seine Augen auf einen weit entfernten Gegenstand zu fixieren. Dies schien den Zickzackeffekt erträglicher zu machen.

Der ungewöhnliche Teil der Geschichte ist, daß, obwohl er manchmal die Zickzacklinie sah, wenn er Fußball spielte, er keine Kopfschmerzen bekam. Er joggt nun, um die Kopfschmerzen zu vermeiden.

Etwas, wogegen Sie kaum etwas unternehmen können, ist ein Wetterwechsel, der häufig mit Migräne in Verbindung gebracht wird.

Migräne und das Wetter

Viele Menschen sagen, sie wissen, wenn ein Wetterumsturz kommt, da sie sich unruhig und deprimiert fühlen und nicht schlafen können. Einige machen Hitze oder Kälte für ihren Migräne-Anfall verantwortlich, andere glauben, daß heiße, trockene Luft der Grund ihrer Kopfschmerzen ist.

Allgemein jedoch scheint es, daß die Kopfschmerzen das Resultat des Streß sind, der eher durch die ungünstigen Umstände als durch das Wetter selbst verursacht wird. Zum Beispiel können Sie nach einem heftigen Schneefall Kopfschmerzen bekommen, wenn Sie Ihr Auto ausschaufeln müssen. Mit einem Wort, verschiedene Faktoren fallen mit den Witterungsbedingungen zusammen: physische Anstrengung beim Schneeschaufeln, der Kälte ausgesetzt sein, oder die Angst, rechtzeitig zur Arbeit oder die Kinder zur Schule bringen zu müssen.

Viele Migräne-Opfer glauben, daß ihre Kopfschmerzen durch das Wetter verursacht werden. Aus diesem Grunde wurden 300 Patienten, die in die Migräne-Klinik kamen, untersucht, ob Witterungseinflüsse mit ihren Kopfschmerzen in Zusammenhang gebracht werden können.

Der Beginn eines Anfalls wurde mit der Windrichtung und Windgeschwindigkeit in Bezug gebracht, ebenso mit dem Luftdruck, der Temperatur und Luftfeuchtigkeit. Bei dieser Gruppe kam eine Verbindung zwischen der Anzahl und Stärke der Anfälle und den herrschenden ungünstigen Wetterbedingungen zutage. Dazu muß man aber auch erwähnen, daß im Umkreis von London keine großen oder plötzlichen Wetteränderungen stattfinden.

Eine andere Studie zeigt, daß in England keine Jahreszeit „besser“ oder weniger anstrengend als die andere ist. In den zwei Jahren, die untersucht wurden, gab es nur dreimal ein Absinken der Anzahl der erscheinenden Patienten. Zwei im Dezember, was bedeutet, daß diese Zeit wahrscheinlich für die Weihnachtseinkäufe und Urlaub freigenommen wurde, und eine andere im Juni 1977 – zur Zeit des 25jährigen Krönungsjubiläums von Königin Elizabeth.

In München haben Dr. Kugler und Dr. Laub ebenfalls Studien über Witterungseinflüsse auf Menschen mit Migräne gemacht. Bei sechs Patienten, die sie innerhalb von fünf Jahren untersucht hatten, fanden sie keinen Zusammenhang zwischen Kopfschmerzen und atmosphärischem Druck, Temperatur, Luftfeuchtigkeit oder Ionisation (elektrische Aufladung der Luft). Es wurde aber ein jahreszeitlicher Unterschied in der Anzahl der Kopfschmerzen gefunden. Eine geringere Anzahl hatte im Juli Kopfschmerzen, während die höchste Zahl im November und Februar auftrat. Sie fanden außerdem ein Ansteigen der Beschwerden nach Beendigung von größeren Wetterstörungen und einen Abfall bei Schönwetter.

Dies könnte wiederum durch den Streß erklärt werden, denn zweifellos erzeugt Schlechtwetter bei den meisten Menschen mehr Probleme als Schönwetter.

Heiße, trockene Winde

Professor F. G. Sulman, Jerusalem, glaubt, daß heiße, trockene Winde Ursache für Migräne und Kopfschmerzen sind und daß die elektrische Aufladung (positive Ionisation) dafür verantwortlich ist. Die positive Ionisation, die durch Staubwinde verursacht wird, wirkt auf die Blutzusammensetzung und macht Serotonin frei, das, wie wir aus Kapitel zwei wissen, Kopfschmerzen erzeugen kann.

Die Liste der Winde, die traditionsgemäß mit Kopfschmerzen in Verbindung gebracht werden, liest sich wie eine exotische Aufzählung und nennt den Föhn der europäischen Alpen, den französischen Mistral, die Scirocco der Mittelmeerländer, den Xlokk in Malta, den Chamsin oder Sharav im Mittleren Osten, die Santa Ana von Kalifornien, den Chinook in Kanada und die Zonda von Argentinien.

In jeder zu trockenen Atmosphäre liegt ein Übergewicht von positiv aufgeladenen Ionen in der Luft. Eine solche Atmosphäre kann in einem stickigen, rauchigen Raum auftreten und Kopfschmerzen erzeugen. Aber vielleicht sind Sie dem Universitätslektor ähnlich, dessen Anfälle durch gewisse Gerüche – wie kalten Rauch, besonders aber Parfüm – verursacht werden.

Gerüche

Fuad Assiz ist Universitätslektor aus dem Mittleren Osten. Er kam zu mir und klagte über starke rechtsseitige Kopfschmerzen, die in den letzten Jahren aufgetreten waren. Der Schmerz pflegte auf der rechten Nasenseite zu beginnen und zog sich dann über das rechte Auge und die rechte Kopfseite. Er nahm an, daß die Kopfschmerzen durch Gerüche erzeugt wurden. Als ich seine Krankengeschichte näher studierte, entdeckte ich, daß, wenn er jemand mit einem starken Geruch traf, sich die rechte Seite seiner Nase blockiert fühlte und danach die Kopfschmerzen auftraten.

Er konnte nicht in die Kosmetikabteilung eines Kaufhauses gehen, da dies unerträgliche Kopfschmerzen nach sich zog. Er fand auch, daß es gelegentlich unmöglich für ihn war, mit seinem Vortrag fortzufahren, wenn eine seiner weiblichen Studenten ein Parfum trug, und das geschah hauptsächlich am Morgen, wenn der Geruch noch frisch war.

Einmal wachte er mit Kopfschmerzen auf und sah, daß seine Frau zum Ausgehen angezogen war. Er war sicher, daß etwas seine Kopfschmerzen verursacht hatte, und fragte sie, ob sie Parfum verwendet hätte, was sie zugab; gewöhnlich verwendete sie nur Eau de Cologne. Der einzige andere Grund, der dieses Symptom bei ihm verursachte, war kalter Zigarrenrauch.

Sein Fall war ungewöhnlich, da der Auslösefaktor ein bestimmter Geruch war. Seine Anfälle wurden durch schmerzstillende Mittel gemildert, und bis zu einem bestimmten Grad konnte durch Einnahme von **Metoclopramid** (Paspertin®) vorgebeugt werden.

Fuad Assiz war einer der Glücklichen, da er etwas gegen seine Anfälle tun konnte, aber für viele Frauen in der ganzen Welt scheint Migräne mit Faktoren verbunden zu sein, die sie nicht beeinflussen können.

Hormonelle Faktoren

Viel mehr Frauen als Männer haben Migräne, und der Grund dafür scheint der schwankende Hormonspiegel der Frau zu sein. Das Thema „Frau und Migräne“ aber ist von solcher Bedeutung, daß es in einem eigenen Kapitel behandelt werden muß.

5 FRAUEN UND MIGRÄNE

Ich habe bereits betont, daß Migräne und andere Kopfschmerzen dreimal so oft bei Frauen als bei Männern auftreten. Aber bei beiden Geschlechtern treten Kopfschmerzen weniger auf, wenn sie älter werden. Der Grund hiefür ist nicht ganz verständlich. Die Tatsache, daß der Unterschied im Aufkommen von Migräne bei den Geschlechtern nach dem elften Lebensjahr deutlich wird, läßt auf eine hormonelle Ursache schließen, aber der Unterschied setzt sich bis zum 60. oder 70. Lebensjahr fort, in eine Zeit also, wo hormonelle Veränderungen, wie sie während des Menstruationszyklus auftreten, schon längst ohne Bedeutung sind.

Migräne und Menstruation

Es ist jedoch denkbar, daß die Wirkung der weiblichen Hormone (Östrogen und Progesteron) eine wichtige Rolle im Migränesyndrom der Frau spielen. Der Menstruationszyklus dauert gewöhnlich 28 Tage; während der ersten zwei Wochen bereitet sich der Eierstock für die Produktion der Eizelle vor. In dieser Zeit vergrößern sich die Blutgefäße der Gebärmutter, die Wände verdicken sich, und in anderen Blutgefäßen des Körpers gehen ähnliche, wenn auch nicht ebenso starke Veränderungen vor.

Wenn das Ei nun, bekannt als Ovum, nicht befruchtet wird, beginnt sich die Innenseite der Gebärmutter zu schälen, und die Menstruation findet statt. Bei einigen Frauen treten die Kopfschmerzen gerade vor oder in dieser Zeit auf. Der Menstruationszyklus ist durch ein empfindliches Gleichgewicht der Hormone kontrolliert: Die beiden wichtigsten darunter sind Östrogen und Progesteron. Östrogen wird während der ersten Hälfte des Zyklus ausgeschieden, Progesteron kommt in der zweiten Hälfte dazu. Wenn keine Befruchtung stattfindet, endet während der nächsten zwei Wochen die Progesteronausscheidung. Wird die Frau jedoch schwanger, wird weiterhin Progesteron ausgestoßen.

Wenn Sie gefragt werden, ob Ihre Kopfschmerzen während Ihrer Periode auftreten, werden Sie wahrscheinlich bejahen. Deshalb, weil Sie wahrscheinlich alle Kopfschmerzen während der Woche vor der Periode, in der Woche der Periode selbst oder nach ihrem Ende, mit anderen Worten, etwa 60 Prozent des 28tägigen Menstruationszyklus dazuzählen würden.

Wenn der Begriff „Menstruationsmigräne" auf die ersten Tage der Periode, wie es sein sollte, eingeschränkt wird, zeigt sich, daß sie weniger häufig auftritt, nämlich nur in 10 Prozent der weiblichen Migränefälle. Bei dieser Art der Migräne wird oft eine Wasserretention zu Beginn der Periode gefunden.

Eine große Zahl medizinischer Tests beschäftigen sich mit der hormonellen Zusammensetzung. Dr. Somerville aus Sydney, Australien, fand, daß Frauen mit Menstruationsmigräne eine ähnliche hormonelle Zusammensetzung wie andere Frauen haben, aber der Auslösefaktor bei solchen Frauen schien ein Absinken des Östrogenspiegels zu sein und nicht eine Veränderung im Progesteronspiegel, wie zuerst angenommen worden war. Er fand, daß Progesteron keinen Einfluß auf Kopfschmerzen hat; sie können aber verzögert werden, wenn der Östrogenspiegel künstlich hoch gehalten wird. Dagegen war es unwirksam, wenn Frauen während der ersten Hälfte des Zyklus Östrogen nahmen.

Schwangerschaft

Wenn Sie ein Kind erwarten, werden Sie wahrscheinlich bemerken, daß sich Ihre Migräne um vieles bessert, und wenn Sie Glück haben, werden Sie in dieser Zeit ganz ohne Migräne sein. Der Grund hiefür ist, daß an Stelle des regelmäßigen Steigens und Sinkens des Hormonspiegels, wie es während des Menstruationszyklus geschieht, während der Schwangerschaft ein Ansteigen von Östrogenhormonen oder auch eine biochemische Veränderung vor sich geht.

Betty Wells ist 35. Sie hatte ihren ersten Migräne-Anfall mit vierzehn gehabt, etwa zehn Monate nach ihrer ersten Periode. Der Anfall war ein klassisches Migräne-Beispiel mit visuellen Warnsymptomen blitzender Lichter, meist auf der rechten Seite, gefolgt von linksseitigem Kopfschmerz, Übelkeit und Erbrechen. Sie hatte etwa einen Anfall pro Monat und sprach gut auf schmerzstillende Mittel an. Vor etwa 18 Monaten zog sie mit ihrem Mann in ein neues Haus. Während sie es einrichtete und schwer arbeitete, um es in Ordnung zu bringen, kamen ihre Kopfschmerzen häufiger und traten etwa einmal pro Woche auf. Sie besuchte einige Male die Klinik; es gab aber keine Veränderung, was ihre Kopfschmerzen betraf.

Etwa vor einem Jahr kam sie wieder und fühlte sich sehr gut, da sie seit zwei Monaten keine Kopfschmerzen mehr gehabt hatte. Gleichzeitig teilte sie mir mit, daß sie im dritten Monat schwanger war. Sie blieb bis zwei Monate nach der Entbindung kopfschmerzfrei. Danach kamen ihre Beschwerden wieder, aber nun nur einmal alle zwei Monate und bei weitem nicht so stark.

Die Pille

Kopfschmerz ist eine der häufigsten Nebenwirkungen der Verhütungspille und bei ca. 7 Prozent, die sie nehmen, treten sie auf. Wird Ihnen eine Verhütungspille verordnet, macht Sie der Arzt darauf aufmerksam.

Der Kopfschmerz tritt meist auf der Stirn auf und ist nicht sehr stark. Er kommt meist am Tag, nachdem Sie aufgehört haben, die Pille zu nehmen, und ist als Erlösungskopfschmerz bekannt: keine Migräne, wird aber durch die Pille bewirkt und kann meistens durch ein einfaches schmerzstillendes Mittel erleichtert werden. Er tritt häufig dann auf, wenn die verschriebene Pille eine hohe Dosis von Östrogen enthält. Die meisten modernen Verhütungspillen enthalten eine geringe Dosis, einige sogar nur Progesteron.

Wenn Sie an Kopfschmerzen leiden, können sie gelegentlich durch die Pille verschlimmert werden. Ist dies der Fall, sollten Sie es Ihrem Arzt sagen, der Ihnen wahrscheinlich eine andere Pille verschreiben wird. Anderseits aber ist es auch möglich, daß Ihre Migräne sich bessert, wenn Sie die Pille nehmen. Wenn Sie Migräne haben und die Pille nehmen wollen, sollten Sie Ihren Arzt konsultieren, um sich die für Sie geeignetste verschreiben zu lassen. Im allgemeinen werden Sie keine Schwierigkeiten haben; sollten sich aber Ihre Kopfschmerzen verschlimmern, hören Sie mit der Pille auf.

Migräne und Wechseljahre

Migräne neigt dazu, um die Zeit der ersten Periode aufzutreten und nach den Wechseljahren besser zu werden. Dafür gibt es verschiedene Gründe. Einer davon ist, daß die ungewöhnlichen hormonellen Veränderungen, die während des Menstruationszyklus auftreten, nach den Wechseljahren enden und der Östrogen- und Progesteronspiegel mehr oder weniger konstant bleibt. Ein anderer Grund ist, daß viele Menschen, wenn sie älter werden, das Leben weniger anstrengend finden als mit zwanzig. Auch reagieren im späteren Teil Ihres Lebens die Blutgefäße weniger empfindlich auf die biochemischen Substanzen im Blut. Sie ziehen sich deshalb weniger zusammen und dehnen sich auch weniger stark aus.

Östrogenersatz, der manchmal während der Wechseljahre verschrieben wird, kann Kopfschmerzen verursachen. Sollte dies der Fall sein, sagen Sie es Ihrem Arzt. Er wird wahrscheinlich die Östrogenmenge, die er Ihnen verschreibt, reduzieren, und die Kopfschmerzen werden sich bessern. Obwohl Migräne-Symptome sich oft während der Wechseljahre verlieren, werden einige Menschen doch weit bis ins 60. und 70. Lebensjahr Kopfschmerzen haben. Es gibt keinen Beweis dafür, daß eine Entfernung der Gebärmutter und der Eierstöcke bei Migräne hilft. Einige Frauen werden wahrscheinlich bemerken, daß sich die Folge ihrer Migräne-Anfälle im Laufe der Jahre verändert.

Wie viele Migräne-Opfer war Freda Travers als Kind reisekrank. Ihre erste Erinnerung an einen Migräne-Anfall geht auf eine Zeit zurück, als sie zwölf war, nicht lange vor ihrer ersten Periode. Die Anfälle blieben während ihrer Schulzeit, verschlimmerten sich, wenn sie unter Streß litt, und wurden noch schlimmer vor Prüfungen.

Nachdem Sie die Schule verlassen hatte, besserten sie sich für einige Jahre, wurden aber in der zweiten Hälfte ihrer Zwanzigerjahre ärger. Dies stand im Zusammenhang mit großen Familienschwierigkeiten; ihr Vater erkrankte an Krebs, und sie half ihrer Mutter, ihn während der letzten Lebensjahre zu pflegen. In dieser Zeit kamen ihre Kopfschmerzen alle drei Wochen, und sie mußte mindestens einmal monatlich ihrer Arbeit als Sekretärin fernbleiben.

Als sie das erste Mal zu mir kam, sagte sie, sie hätte „alles" gegen ihre Kopfschmerzen getan, aber nichts schien zu helfen. Sie sagte auch, daß sie als Ergänzung ihrer Kopfschmerzen, die täglich kämen und die wie ein Reifen um ihren Kopf lägen, Migräne hätte. Sie könne die beiden ganz verschiedenen Kopfschmerzen unterscheiden. Sie litt in dieser Zeit unter einer Kombination von Migräne und Spannungskopfschmerzen.

Ich sah sie in Intervallen während der nächsten Jahre, und in dieser Zeit besserten sich ihre Spannungskopfschmerzen, aber sie hatte noch immer ihre Migräne-Anfälle. Ihre Periode wurde regelmäßiger, als sie vierundzwanzig wurde, und endete mit 45. Nach ihren Wechseljahren hatte sie keinen weiteren Migräne-Anfall mehr.

Hypochondrie?

Während des 19. Jahrhunderts sah man Migräne als ein Leiden nervöser Frauen. Ein Fläschchen Riechsalz war meistens als ausreichende Medizin gedacht, und viele Frauen müssen unnötig gelitten haben, weil niemand ihre Kopfschmerzen ernst genommen hat. Sogar in unserem aufgeklärten Zeitalter bezeichnen viele Männer ihre Kopfschmerzen noch als Kater, bevor sie zugeben, Migräne zu haben.

Der Grund der unterschiedlichen Meinungen über die Anzahl der an Kopfschmerzen Leidenden und dem Prozentsatz von Frauen und Männern ist, daß bis zur gesellschaftlichen und medizinischen Anerkennung der Migräne als eigener Krankheit, viele Männer nicht bereit waren zuzugeben, daß sie darunter litten. Anscheinend fürchteten sie, als Simulanten oder als weibisch bezeichnet zu werden.

In der Tat ist Migräne erst seit kurzem als organische Krankheit, die einer bestimmten Behandlung bedarf, anerkannt.

Die arbeitende Frau

Viele Frauen arbeiten heute ganztägig, und Tausende mehr arbeiten halbtags. Diese Lebensart hat das Leben der Frau interessanter gestaltet und sicherlich auch das Familieneinkommen angehoben. Aber zwei Berufe zur gleichen Zeit sind immer ein wenig anstrengend, da die meisten arbeitenden Frauen auch ein Haus und eine Familie zu versorgen haben. Deshalb ist es nicht verwunderlich, daß mehr Frauen denn je an Kopfschmerzen zu leiden scheinen.

Einer der Gründe vielleicht, warum ich an Migräne und anderen Formen von Kopfschmerzen interessiert bin, ist der, weil ich selbst an Migräne leide. Als Kind hatte ich gewöhnlich rechtsseitige Kopfschmerzen, die von Erbrechen begleitet waren. Sehr oft traten sie auf, wenn ich im Kino war, vor allem wenn ich ziemlich vorne sitzen mußte.

Normalerweise kamen die Kopfschmerzen ein- bis zweimal im Monat, sie waren zum Bestandteil meines Lebens geworden, und ich habe mich nicht sehr um sie gekümmert. Ich erinnere mich jedoch deutlich an meine ersten optischen Symptome. Es begann mit hellem, tanzendem Licht im rechten Blickwinkel, und langsam verlor ich auf dieser Seite das Sehvermögen. Da ich zu dieser Zeit gerade Medizin studierte, dachte ich sofort an einen Hirntumor und war sehr beunruhigt. Nach etwa fünfzehn Minuten kehrte das normale Sehvermögen wieder zurück, und es begannen die Kopfschmerzen und die Übelkeit. Die optischen Symptome kamen zu verschiedenen Gelegenheiten wieder, und im Laufe der Jahre verlor ich die Angst davor.

Jetzt bin ich älter und habe noch immer Kopfschmerzen, gewöhnlich auf der rechten Seite, und der Schmerz beginnt an der rechten Schläfe. Sie sind immer mit Übelkeit verbunden und manchmal mit Erbrechen. Die Kopfschmerzen treten dann auf, wenn ich zuviel gearbeitet oder zuwenig Schlaf gehabt habe, z. B. bei Reisen. Medikamente gegen Übelkeit sind eine große Erleichterung für mich; denn ich weiß, daß sich die Migräne nicht entwickelt, wenn ich sie, sobald der Schmerz beginnt, zusammen mit einem leichten schmerzstillenden Mittel nehme.

Wie kann Ihnen Ihre Familie helfen?

Die Mutter ist der Mittelpunkt der Familie, und wenn sie erkrankt, scheint alles schiefzugehen. Leidet also die Mutter an Migräne, ist die ganze Familie in Mitleidenschaft gezogen. Es ist für den Rest der Familie wirklich wichtig, zu wissen, wenn ein Mitglied Migräne hat, denn schlimme Kopfschmerzen zu verheimlichen und so zu tun, als ob nichts wäre, kann nicht nur schwierig sein, sondern ist auch unvernünftig. Anderseits jedoch sollte niemand seine Kopfschmerzen oder irgendeine andere Krankheit dazu benützen, den Rest der Familie zu manipulieren.

Wie kann Ihnen also Ihre Familie helfen, wenn Sie an Migräne leiden? Zuerst einmal können Sie trachten, daß Sie nicht alle Arbeit allein tun müssen. Zum Beispiel kann Ihnen jemand bei den Urlaubsvorbereitungen helfen, wie den Hund in Pflege zu bringen oder mit der Kleidung in die Reinigung zu gehen. Das alles mag dazu beitragen, zeitgerecht fertig zu werden. Alle Kinder stellen manchmal übertriebene Forderungen an ihre Eltern, aber wenn Sie sie zur Mithilfe erziehen, hilft es Ihnen, nicht allzu stark beansprucht zu werden.

Wenn Sie Migräne bekommen, versuchen Sie, nachdem Sie ein Mittel genommen haben, sich für ein oder zwei Stunden niederzulegen, weil ein bißchen Ruhe Ihnen mehr als alles andere helfen wird. Ihre Familie kann Ihnen helfen, indem Sie Ihnen vielleicht eine Tasse Tee bringt und dann einmal allein fertig wird, ohne Sie alle fünf Minuten um Rat zu fragen oder nach der Butter oder

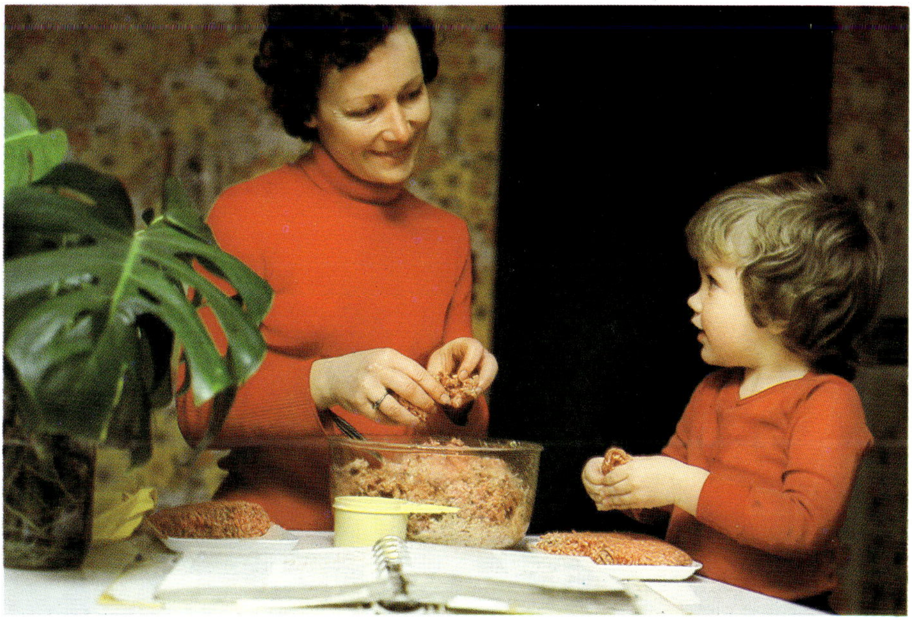

Es ist eine gute Idee, Ihr Kind zu ermutigen, Ihnen bei der Hausarbeit zu helfen. Geteilte Arbeit wird Sie vor Übermüdung schützen und sie weniger empfänglich für Migräne machen.

dem Kellerschlüssel zu suchen. Die meisten Migräne-Kopfschmerzen werden mit den verabreichten Medikamenten in einigen Stunden besser, deshalb sollte auch die Familie versuchen, Ihnen in dieser Zeit Ihre Ruhe zu gönnen.

Ihre Familie sollte danach trachten, nicht zuviel Lärm zu machen und z. B. Platten nicht in voller Lautstärke spielen. Sie sollte aber auch nicht mäuschenstill sein, weil die beste Beruhigung die normalen Familiengeräusche sind – totale Stille würde Sie ängstigen und im Ungewissen lassen, was nun vor sich geht.

In den meisten Familien ist es für alle unerträglich, wenn der Vater Kopfschmerzen hat. Das muß nicht so sein. Das einzige, woran Sie sich erinnern sollten, wenn Sie einen Anfall haben, ist, daß er, wie schlecht Sie sich auch fühlen, vorbeigehen wird, und mit der richtigen Behandlung werden Sie lernen, Ihre Kopfschmerzen zu ertragen. Es ist für niemanden nötig, zum Stillstand zu kommen. Meistern Sie Ihre Migräne – lassen Sie sich niemals von ihr unterkriegen. Im nächsten Kapitel will ich zeigen, wie es Ihnen gelingen kann.

6 WAS KÖNNEN SIE TUN, UM SICH SELBST ZU HELFEN?

Führen Sie Buch!

Obwohl noch kein Mittel gefunden worden ist, um Ihre Migräne zu heilen, gibt es viele Möglichkeiten, mit Ihrem Arzt zusammenzuarbeiten, um die Stärke und Häufigkeit Ihrer Anfälle zu reduzieren. Sie können auch allein grundlegende Arbeiten leisten.

Das erste ist, herauszufinden, ob es irgendeine bestimmte Situation oder Tätigkeit gibt, die diese Anfälle erzeugt. Es wird nützlich sein, ein Tagebuch zu führen, in dem Sie den Tag und die Zeit Ihrer Kopfschmerzen eintragen, auch was Sie zu dieser Zeit und innerhalb der vorhergegangenen 24 Stunden getan oder gegessen haben. Sie werden bemerken, daß Sie eher zu Kopfschmerzen neigen, wenn Sie den Abend auswärts verbracht haben. Wenn es so ist, können die Kopfschmerzen durch Alkohol hervorgerufen worden sein, durch Übermüdung, weil Sie später als gewöhnlich ins Bett gegangen sind, oder auch durch ungewöhnlichen Lärm, dem Sie ausgesetzt waren, wie z. B. in einer Diskothek, durch schweres, ungewohntes Essen oder stickige, rauchige Luft. Oder, wenn Sie eine Frau sind, hat vielleicht gerade Ihre Periode am Morgen vor dem Anfall begonnen.

Für viele Menschen wird eine Kombination mehrerer Faktoren den Migräne-Anfall hervorrufen. Der wirkliche Grund oder die Gründe sind nicht immer leicht zu bestimmen. Ich habe einige der allgemeinen Auslösefaktoren in Kapitel vier zur Sprache gebracht. Emotioneller und physischer Streß können ein Auslösemoment sein. Physischer Streß ist relativ einfach zu vermeiden, z. B. Sie spielen Squash nur, wenn Sie fit genug sind, oder beim Joggen oder jeder anderen Aktivität beginnen Sie erst einmal langsam. Bei emotionellem Streß liegt dies wesentlich schwieriger, vor allem deshalb, weil im allgemeinen andere Menschen genauso involviert sind wie Sie selbst.

Bleiben Sie nicht nüchtern!

Migräne kann genauso gut durch verabsäumtes Essen wie durch Mahlzeiten, die Ihnen nicht bekommen, verursacht werden. Es ist wichtig, daß Sie sich Zeit für ein richtiges Frühstück nehmen und nicht nur schnell eine Tasse Kaffee hinunterstürzen. Wenn Sie aus irgendeinem Grund das Frühstück verabsäumen, versuchen Sie während des Vormittages etwas zu essen oder zu trinken.

Manche Schulkinder neigen dazu, zu spät aufzustehen und ohne Frühstück fortzueilen. Es ist wichtig für Ihre Kinder, daß dies nicht der Fall ist, weil sie nicht nur Migräne bekommen können, sondern weil auch Untersuchungen ergeben haben, daß nüchterne Kinder in der Schule weniger aufnahmefähig sind. Außerdem neigen sie dazu, zwischendurch zu essen, ihr Geld in Schokolade oder Süßigkeiten anzulegen, was wiederum Kopfschmerzen hervorrufen kann.

Achten Sie darauf, was Sie essen!

Die genaue Rolle der Nahrung als Migräne-Auslösefaktor ist noch immer nicht ganz klar. Oft scheint es etwas im Essen zu sein, was manchmal oder immer einen Anfall erzeugt. Aber es ist auch möglich, daß Migräne ein Teil einer allergischen Reaktion ist, was schwieriger festzustellen ist. Der Zusammenhang von Nahrung und Migräne ist im einzelnen auf den Seiten 30–35 beschrieben.

Wenn Sie das Gefühl haben, daß eine bestimmte Nahrung oder ein Getränk einen Anfall erzeugen, führen Sie Buch darüber und beobachten Sie, ob die Kopfschmerzen später kommen. Versuchen Sie dann, dieses bestimmte Nahrungsmittel oder die Gruppe für einige Zeit zu vermeiden – vier Wochen sind angemessen. Wenn die Anfälle besser werden oder ganz aufhören, dann haben Sie die Lösung. Wenn es aber keine Änderung im Ablauf oder der Stärke gibt, können Sie dieses Essen wieder in Ihren Menüplan aufnehmen und versuchen, etwas anderes zu eliminieren. Wenn Ihre Kopfschmerzen jedoch jede dritte Woche oder gar jede zweite Woche wiederkommen, sollten Sie diese Nahrung mindestens sechs bis acht Wochen streichen, bevor Sie sichergehen können, ob sie dadurch verursacht werden.

Vermeiden Sie extreme Temperaturen!

Extreme Hitze oder Kälte kann Migräne-Anfälle hervorrufen. Obwohl die meisten von uns keiner besonderen Kälte ausgesetzt sind, werden Sie vielleicht finden, daß Schwimmen in kaltem Wasser oder eine kalte Dusche Kopfschmerzen erzeugen können. Auch zuviel Sonne oder zu langes Sonnenbaden ist unvernünftig. Ist dies bei Ihnen der Fall, vermeiden Sie zu kaltes Wasser. Seien Sie besonders vorsichtig bei zuviel Sonne am Meer oder im Schnee, weil helles, glitzerndes Licht ebenfalls einen Migräne-Anfall auslösen kann. Einigen hilft es, wenn sie Sonnenbrillen tragen; es hilft aber nicht, wenn Sie sie unentwegt tragen.

Heißes trockenes Wetter, Gewitter, Schnee- und Sandstürme sind alle öfter genannt worden, aber es ist eher denkbar, daß die Reaktion auf diese Umstände und der Streß, den sie erzeugen, die Kopfschmerzen hervorrufen, mehr als die Umstände selbst; zweifelsohne ist es beängstigend und anstrengend, in einem Sturm gefangen zu sein.

Schmerzstillende Medikamente

Aspirin und Paracetamol (Tylenol®, Vivimed®) sind zwei wirksame schmerzstillende Mittel, die in den meisten Ländern auch ohne ärztliche Verschreibung erhältlich sind. Sie werden seit vielen Jahren mit Erfolg gegen Migräne verwendet. Aspirin ist wahrscheinlich das wirksamste, da es bei fiebrigen Erkrankungen auch temperatursenkend wirkt.

Obwohl es leicht erhältlich und relativ billig ist, vergessen Sie nicht, daß Aspirin mit Vorsicht genommen werden muß und Kindern nicht zugänglich sein sollte. Es darf auch nicht bei Magenbeschwerden (Verdauungsstörungen) genommen werden, da es Blutungen im Magen und Darm hervorrufen kann. Und es sollte niemals mit Antikoagulantien (Mittel, die die Blutgerinnung verhindern) genommen werden. Die Dosis für Erwachsene ist 300 bis 900 mg pro Tablette bei maximal drei Tabletten täglich.

Kinder sollten im Verhältnis weniger nehmen und nur unter Aufsicht.

Paracetamol (Acetaminophen) ist das beste Mittel für jene, die Aspirin nicht vertragen. Wie Aspirin wurde es im vergangenen Jahrhundert, um 1890, erstmals verwendet und ist in den letzten vierzig Jahren zum populären Analgetikum geworden. Obwohl Paracetamol weniger Giftstoffe als Aspirin hat, sollte es ebenfalls mit Vorsicht verwendet werden, weil ein Zuviel davon, wie z. B. bei einem Selbstmordversuch, ernsthafte Leberschäden erzeugen kann, und langfristig große Mengen genommen, können Nierenschäden hervorrufen. Die Dosis für Erwachsene sind zwei Tabletten (1 g) bei einem Maximum von 2 bis 4 g täglich.

Rechte Seite: Migräne, die durch grelles Sonnenlicht erzeugt wird (entweder direktes oder von einer Oberfläche wie Schnee reflektiertes kann vermieden werden, wenn Sie dunkle Gläser tragen).

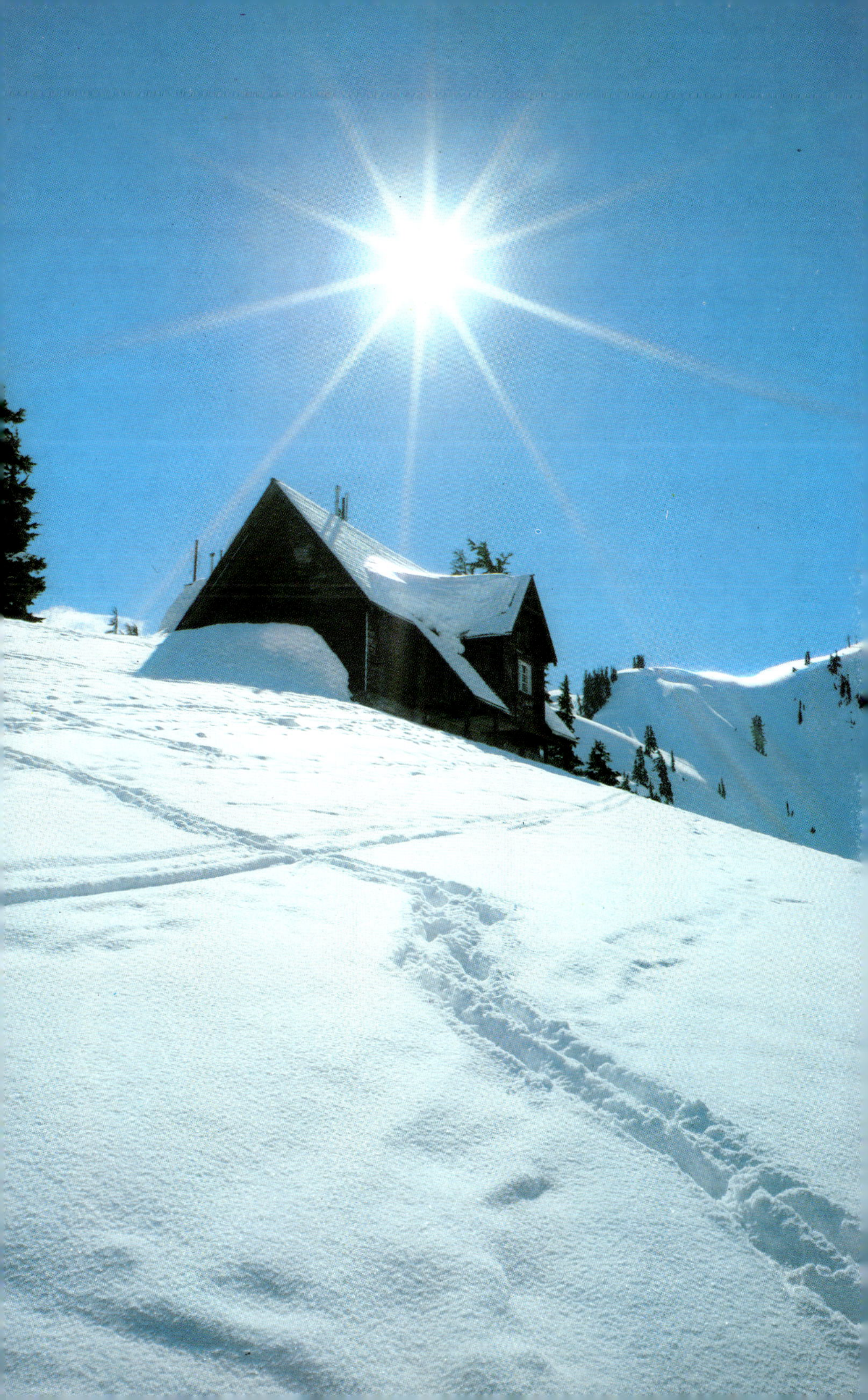

Schlaf

Schlaf ist ein wichtiger Bestandteil im Genesungsprozeß bei Migräne. Menschen, die sich in einer warmen, bequemen Umgebung niederlegen, tun deshalb besser als jene, die aufbleiben und weiterarbeiten wollen. Einige wollen lieber in einem Armsessel oder Schaukelstuhl ausruhen. Was immer für Sie am besten ist, bedenken Sie, daß es Ihnen helfen wird, die Kopfschmerzen schneller zu überwinden, wenn Sie sich ins Bett legen.

Zu Hause

Es ist immer unkomplizierter, zu Hause mit einem Anfall fertig zu werden. Am besten ist, Sie nehmen ein Aspirin oder ein anderes schmerzstillendes Mittel und legen sich ein bis zwei Stunden nieder. Wenn Sie kleine Kinder haben, auf die Sie aufpassen müssen, wird es für Sie einfacher sein, sich auf den Fußboden zu legen und sie ruhig um Sie herum spielen zu lassen. Tatsächlich werden sie sich dann weniger um Sie kümmern, als wenn Sie sich ins Schlafzimmer einsperren. Vergessen Sie Ihre Hausarbeit und daß Sie einkaufen gehen müssen, bis der Anfall vorüber ist.

Leichte Massagen

Sie werden bemerken, daß ein pochender Kopf durch eine leichte Massage gelindert werden kann, und wenn Sie angespannt sind und unter Druck, das Ausmassieren der betreffenden Stirnmuskeln hilft (siehe Kapitel 12 und die Illustrationen zur Massagetechnik). Ziemlich häufig kommt bei einem Migräne-Anfall das Pulsieren der Schläfenarterie auf einer oder beiden Seiten des Kopfes vor. Pressen mit den Fingerspitzen auf die betroffene Arterie vermindert oft diesen Schmerz, obwohl er wiederkommen kann, wenn der Druck aufhört.

Heiße und kalte Umschläge (Kompressen)

Kalte Umschläge können ebenfalls helfen, besonders wenn Sie sich erhitzt fühlen oder der Kopf pocht. Eine neue Erfindung sind bestimmte Cremen in Plastikbehältern, die entweder im Eisschrank gekühlt oder in heißem Wasser gewärmt und dann auf den Kopf gelegt werden. Das hat den Vorteil, daß sie länger kühl oder heiß bleiben als altmodische Wasserumschläge und außerdem nicht tropfen. Die meisten finden, daß kalte Umschläge helfen, einige aber halten heiße Umschläge für besser.

Entspannen Sie sich!
Es ist traurig, daß Streß und Angst Kopfschmerzen erzeugen können, aber es gibt einige einfache Übungen, die Ihnen helfen werden, die angespannten Muskeln zu entspannen. Sie können sie leicht zu Hause durchführen.

Ein Weg, herauszufinden, ob Sie angespannt sind oder nicht, ist: sich aufs Bett zu legen und versuchen, sich völlig zu entspannen. Lassen Sie dann jemand das Kissen entfernen. Wenn das geschehen ist, und Ihr Kopf liegt noch starr dort, als ob das Kissen noch unter Ihnen läge, dann sind Sie nicht entspannt, und Sie werden die in Kapitel 12 vorgestellten Übungen nützlich finden.

Eine etwas anspruchsvollere Art, Entspannung zu fördern, ist die Verwendung von elektrischen Instrumenten, die dem Benützer ein Signal zurückgeben. Sie werden als „biofeedback“ verstanden und sind im einzelnen auf Seite 101 beschrieben.

Medidation und Yoga
Entspannungstherapie kann mit einer Technik transzendentaler Medidation kombiniert werden. Diese Techniken werden erfolgreich in Sydney von den australischen Ärzten Dr. G. Warner und Professor J. W. Lance angewendet. Sie fanden, daß bei persönlicher Schulung der Patienten dann zu Hause mit Hilfe eines Kassettengerätes mit der Stimme des Instruktors, der die Übungen ansagt, bei chronischen Spannungskopfschmerzen gute Erfolge erzielt werden konnten. Weniger gute Erfolge kamen bei Migräne zustande.

Zweifellos wurde vielen Menschen durch Medidation und Yoga geholfen. Bis zu einem gewissen Grad können Sie sich immer selbst in oder vor einem Anfall helfen. Wenn Sie Ihr Leben richtig einteilen und Streßsituationen vermeiden, wird es Ihnen wahrscheinlich möglich sein, eine gewisse Kontrolle über die Häufigkeit und Stärke Ihrer Anfälle zu erzielen.

Bei der Arbeit

Wenn Ihre Kopfschmerzen während der Arbeiten auftreten, wird es Ihnen nicht immer möglich sein, sich niederzulegen. Wenn Sie jedoch einen verständnisvollen Chef haben, werden Sie sich wahrscheinlich einige Minuten niedersetzen und ein schmerzstillendes Mittel nehmen können. Bei einem schwachen Anfall können Sie dann mit der Arbeit fortfahren, bei einem stärkeren aber werden Sie sich sicherlich niederlegen müssen. Es ist wichtig, das bestimmte

7 WIE KANN IHR ARZT IHNEN HELFEN?

Wie in den vorhergegangenen Kapiteln beschrieben, kann einer Vielzahl von Kopfschmerzen einschließlich Migräne abgeholfen werden; versuchen Sie unsere Vorschläge zu berücksichtigen, ehe Sie Ihren Arzt aufsuchen. Wenn Ihre Kopfschmerzen stark und anhaltend sind oder Sie eine bestimmte Art von Kopfschmerzen entwickeln, sollten Sie Ihren Hausarzt aufsuchen. Er wird Sie sicherlich genau über Ihre Kopfschmerzen befragen, wie lange Sie sie haben, wo der Schmerz liegt, wodurch sie hervorgerufen werden, was sie verschlimmert und ob es etwas gibt, was dagegen hilft.

Er wird Sie auch über Ihre Arbeit und Ihre Familie befragen, weil die entsprechenden Umstände, wie wir gesehen haben, Ihre Kopfschmerzen beeinflussen können. Danach wird er Sie wahrscheinlich untersuchen, um sicherzugehen, daß Sie, abgesehen von Ihren Kopfschmerzen, gesund sind. Sehr oft sind Menschen verängstigt, daß Ihre Kopfschmerzen Anzeichen eines Hirntumors sein könnten. Wenn der Arzt Sie sorgfältig untersucht hat und kein Anzeichen einer Erkrankung gefunden wird, werden Sie erleichtert sein, und die Kopfschmerzen können sich bessern.

Manchmal wird Ihnen der Arzt spezielle Untersuchungen vorschlagen, gewöhnlich eine Röntgenuntersuchung Ihres Kopfes und neuerdings auch einen Kopfscan. Die Art von Scan, die heute gemacht wird, ist ein CAT-Scan (Computertomographie), eine komplizierte Technik der Röntgenuntersuchung, die zeigt, ob eine Abnormität des Gehirns besteht. Es ist eine schnelle und schmerzlose Untersuchungsmethode, aber auch ziemlich kostspielig, deshalb wird sie nur ausgeführt, wenn Zweifel an einer Diagnose bestehen. Menschen mit Migräne haben nahezu immer normale Resultate beim CAT-Scan. Eine andere Untersuchung, die Ihr Arzt vorschlagen könnte, ist ein Encephalogramm, eine Technik, die die elektrische Aktivität Ihres Gehirns aufzeichnet.

Für die meisten Menschen mit Migräne sind besondere Tests nicht erforderlich, da die Diagnose gewöhnlich aus der Krankengeschichte und der Untersuchung erstellt werden kann. Wenn die Diagnose erhoben ist, wird Ihr Arzt entscheiden, welche Behandlung Sie benötigen. Sie kann für den akuten Anfall sein, oder Sie benötigen vielleicht beide Behandlungen, für einen Anfall und ein vorbeugendes Mittel. Wenn Sie weniger als zwei Anfälle monatlich haben, wird wahrscheinlich nur eine Behandlung für den Anfall notwendig sein.

Behandlung in einem akuten Anfall

Relativ wenige Patienten werden während eines Migräne-Anfalles vom Arzt behandelt, vor allem deshalb, weil die meisten Anfälle zeitig am Morgen beginnen, während der Patient zu Hause im Bett liegt, oder weil Migräne, obwohl sie stark schmerzt und arbeitsunfähig macht, keine lebensgefährliche Erkrankung ist. Der Arzt wird nur sehr selten ans Krankenbett gerufen, um eine Notbehandlung durchzuführen. Auch fühlen sich die meisten Menschen während eines Anfalles zu krank, um zur Arztpraxis zu gehen.

Wenn Sie einen Migräneanfall bekommen, ist wahrscheinlich Ihr einziger Wunsch, sich in einem ruhigen Zimmer niederzulegen und möglichst lange schlafen zu können. Wenn aber als Symptome Übelkeit und Erbrechen zu den Kopfschmerzen kommen, kann Ihnen der Arzt ein Mittel in Ergänzung zu dem für Sie wirksamsten schmerzstillenden Medikament geben.

Medikamente gegen Übelkeit

Die Ärzte haben gefunden, daß das wirksamste Medikament gegen Übelkeit Metoclopramid (Paspertin®) ist. Dieses Medikament stoppt nicht nur, sondern unterstützt die normale Tätigkeit des Magens und dadurch auch die Absorption des schmerzstillenden Mittels. Diese Medikamente können nur durch den Arzt verordnet werden.

Am besten sollten die Mittel gegen die Übelkeit genommen werden, sobald die ersten Anzeichen auftreten, zehn bis fünfzehn Minuten später das schmerzstillende Medikament. Je früher Sie in einem Anfall das Medikament gegen die Übelkeit nehmen, desto besser wirkt es. Dasselbe gilt auch für das schmerzstillende Mittel

Schmerzstillende Mittel

Aspirin und Paracetamol (Acetaminophen in den Vereinigten Staaten), die seit vielen Jahren bei der Behandlung von Migräne verwendet werden, sind ohne

Verschreibung erhältlich. Jedoch sollten Sie, wie alle Medikamente, mit Vorsicht genommen werden. Wie schon vorher erwähnt, sollte man Aspirin vermeiden, wenn eine Krankengeschichte mit Verdauungsstörungen oder Magenbeschwerden vorliegt; es sollte auch nicht mit Antikoagulantien (gerinnungshemmenden Mitteln) genommen werden. Fragen Sie Ihren Arzt, wenn Sie nicht sicher sind.

Manche Menschen sind gegen Aspirin allergisch und bekommen einen Ausschlag. Sie sollten in diesem Fall Ihren Arzt um ein Alternativmittel bitten.

Beruhigungsmittel (Sedativa)

Angst und Streß jeder Art kann Migräne-Anfälle erzeugen, und wenn Sie sich angespannt oder ängstlich fühlen, kann Ihnen durch ein Beruhigungs- oder Entspannungsmittel geholfen werden. Eines der rasch wirkenden Benzodiazepine, wie z. B. Diazepam (Valium®) wird Ihnen vielleicht verschrieben werden. Sie sind besonders wirksam, wenn Sie sich nach der Einnahme niederlegen und schlafen können.

Dazu jedoch ein Wort der Warnung: Sie sollten niemals genommen werden, wenn Sie Auto fahren müssen oder ein schweres Gerät bedienen, da Sie, abgesehen davon, daß Sie schläfrig werden, auch Ihr Urteilsvermögen beeinflussen können.

Es ist erwiesen, daß es Menschen, die während eines Anfalls tief schlafen, besser geht als jenen, die nur rasten oder dösen. Aus diesem Grunde ist es besser, keinen starken Kaffee zu trinken oder Medikamente zu nehmen, die viel Koffein enthalten.

Ergotamintartrat (Mutterkornpräparate)

Ein anderes Mittel, das Ihnen Ihr Arzt verschreiben könnte, ist Ergotamintartrat. In den letzten dreißig Jahren wurde dieses Medikament weitgehend bei der Behandlung von Migräne verwendet. Während es unzweifelhaft einer Anzahl von Menschen hilft, ist es auch ein sehr wirksam pharmakologisches Mittel und muß mit Vorsicht genommen werden. Unbedacht genommen, können Symptome von Ergotamintartrat-Vergiftung wie Schwindel, Erbrechen, Kopfschmerzen und Unwohlsein eintreten. Aus Gründen dieser Symptomähnlichkeit wurde von vielen Menschen Jahre hindurch unbeabsichtigt zuviel Ergotamintartrat genommen, und weil die Symptome sich verschlimmerten, glaubten sie, noch größere Dosen zu benötigen.

Es gibt viele Medikamente verschiedener Zusammensetzung auf dem Markt, was zu Problemen führen kann, weil man leicht verschiedene Pillen nimmt – jede aber enthält Ergotamintartrat –, ohne zu wissen, daß sie dieselbe Zusam-

Migräne-Medikamente

Avamigran-Dragees	Ergotamintartrat 0,75 mg Mecloxamincitrat 20 mg Camylofindihydrochlorid 25 mg Coffein 80 mg Propyhphenazon 125 g
Cafergot-Dragees	Ergotamintartrat 1 mg Coffein 100 mg
Cafergot-PB-Kapseln	Ergotamintartrat 1 mg Coffein 100 mg Belladonna-Alkaloide 0,125 mg Butalbital 50 mg
Cafergot-PB-Suppositorien	Ergotamintartrat 2 mg Coffein 100 mg Belladonna-Alkaloide 0,25 mg
Celetil-Lacktabletten	Ergotamintartrat 1 mg Coffein 100 mg
Ergotamin Medihaler Dosier-Aerosol	Ergotamintartrat 0,45 mg pro Hub
Ergo-Kranit-Tabletten	Ergotamintartrat 0,75 mg Propyphenazon 150 mg Coffein 85 mg Parazetamol 200 mg Phenobarbital 30 mg
Ergo-Sanol SL-Tabletten	Ergotamintartrat 1 mg Coffein 60 mg
Gynergen-Ampullen	Ergotamintartrat 0,5 mg
Migräne-Dolviran-Tabletten	Ergotamintartrat 0,75 mg Acetylsalizylsäure 200 mg Phenazetin 200 mg Codeinphosphat 9,6 mg Coffein 50 mg Phenobarbital 25 mg
Migril-Tabletten	Ergotamintartrat 2 mg Cyclizin-hydrochlorid 50 mg Coffein 100 mg
Synkapton-Dragees	Ergotamintartrat 1 mg Dimenhydrinat 25 mg Coffein 100 mg

mensetzung haben. Die nachstehende Liste ist eine Aufstellung einiger Medikamente, die Ergotamintartrat enthalten, und deren Zusammensetzung.

Ergotamintartrate sind für zirka ein Drittel der Patienten mit Migräne notwendig: zwischen 1 und 2 mg pro Anfall ist alles, was nötig ist. Früher mat man 2 mg jede Nacht genommen, um die Kopfschmerzen, die am Morgen kommen, zu vermeiden. Aber diese Kopfschmerzen sind nicht Migräne, sondern das Resultat der Überdosis von Ergotamintartrat. Deshalb sind jene Zusammensetzungen, die nur 1 mg pro Tablette enthalten, zu bevorzugen. Wenn ein stärkeres Medikament verwendet wird, sollte nur die Hälfte eingenommen werden, nur ein halbes Cafergot-Zäpfchen ist notwendig.

Tägliche Kopfschmerzen durch Ergotamintartrat-Vergiftung waren früher häufig. Es muß daran erinnert werden, daß Kopfschmerzen, die täglich auftreten – abgesehen von „Cluster"-Kopfschmerzen – niemals auf Migräne zurückzuführen sind. Die zwei verbreitetsten Gründe täglicher Kopfschmerzen sind Ergotamintartrat-Vergiftung und Spannungskopfschmerzen. Ergotamintartrat sollte täglich nur als Vorbeugungsmittel für „Cluster"-Kopfschmerzen verwendet werden.

Je früher Sie behandelt werden, desto besser

Im Jahre 1976 entstand eine Studie über 310 Patienten, die eine Londoner Klinik zur Behandlung von akuten Kopfschmerzen aufgesucht hatten, um die Faktoren, die die Anzahl und Vollständigkeit der Heilungen beeinflussen, herauszufinden. Bei jedem der 310 Patienten, die die Klinik aufgesucht hatten, wurde die Behandlung nach den Symptomen eingeschätzt. Es wurden genaue Aufzeichnungen über ihre Anfälle und ihre Kopfschmerzen, die während der nächsten sieben Tage auftraten, gemacht.

Die möglichen Faktoren, die den Prozentsatz und die Art der Heilung beeinflussen, sind die Art der Kopfschmerzen, das Geschlecht des Patienten, die Dauer des Anfalles vor der Behandlung, Medikamente, die vor dem Eintreffen in die Klinik eingenommen wurden, Länge und Tiefe des Schlafes und die Aufenthaltsdauer. Zu diesem Zeitpunkt wurde nicht zwischen den verschiedenen Behandlungsarten in der Klinik unterschieden, da jedem Patienten die für ihn beste Behandlung zuteil wurde.

Ein Aspekt, der nicht in Betracht gezogen werden konnte, war die therapeutische Atmosphäre, da sie in dieser Untersuchung für jeden Patienten gleich war. Die nachfolgende Tabelle zeigt die Diagnose bei den Patienten.

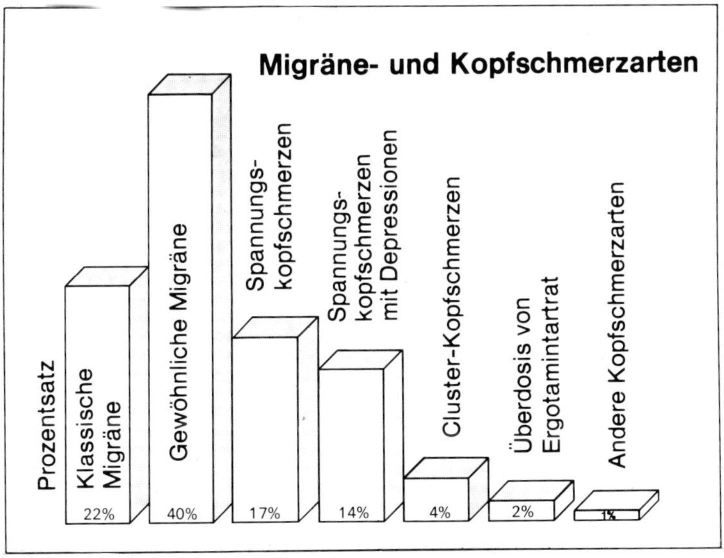

Diese Graphik zeigt deutlich, welche Art von Kopfschmerz und Migräne am häufigsten vorkommt.

Die Dauer des Anfalls vor der Einlieferung in die Klinik wurde in allen Fällen notiert, und im allgemeinen hatten jene Patienten, die frühzeitig während ihres Anfalls in die Klinik kamen, in den nächsten Tagen bedeutend weniger Kopfschmerzen als jene, die den Anfall bereits vor 12 Stunden gehabt hatten. 60 Prozent jener, die kamen, als die Kopfschmerzen weniger als 6 Stunden dauerten, hatten in den nächsten sieben Tagen keine Kopfschmerzen, während nur 28 Prozent jener, die mehr als 24 Stunden Kopfschmerzen gehabt hatten, in den nächsten sieben Tagen kopfschmerzfrei waren. Ein Zusammenhang zwischen der Ankunftszeit und der Wiederkehr der Kopfschmerzen wurde mehr bei Spannungskopfschmerzen als bei Migräne bemerkt.

40 Prozent der Patienten schliefen entweder durchgehend oder unterbrochen tief, während sie in der Klinik waren, die anderen 51 Prozent ruhten sich nur aus oder dösten. Ein bedeutend höherer Prozentsatz jener, die gut schliefen, genasen und waren vollkommen kopfschmerzfrei, als sie die Klinik verließen. Die Tendenz war bei jenen mit klassischer Migräne deutlicher zu sehen als bei gewöhnlicher Migräne.

Die durchschnittliche Dauer des Klinikaufenthaltes betrug zirka drei Stunden, zehn Patienten blieben eine Stunde oder weniger. Die Patienten wurden über den Grund Ihres Gehens befragt, die Antworten sind interessant: Zwei Prozent wollten gehen, bevor es ihnen besser ging, aus geschäftlichen oder gesellschaftlichen Gründen. 17 Prozent gingen, bevor es ihnen besser ging, weil die Klinik schloß. Die Mehrzahl, 79 Prozent also, wollten gehen, weil es ihnen besser ging. Die Patienten wurden auch danach gefragt, was sie taten, nachdem sie die Klinik verlassen hatten. 26 Prozent fühlten sich besser und gingen zur Arbeit zurück. 9 Prozent gingen zur Arbeit mit noch leichten Kopfschmerzen, 45 Prozent fühlten sich besser, aber es war zu spät, zur Arbeit zurückzukehren, und 19 Prozent fühlten sich nicht fähig, zur Arbeit zurückzukehren. In dieser Studie hatte keiner der Patienten einen Migräne-Anfall, der mehrere Tage anhielt.

Vorbeugende Behandlung

Wenn Sie mehr als zweimal im Monat Kopfschmerzen haben, ist eine vorbeugende bzw. prophylaktische Behandlung zusätzlich zu der Behandlung während des Anfalls nötig. Zuerst aber sollte einmal, soweit als möglich, alles vermieden werden, das bereits als Anfallsauslöser bekannt ist, wie im letzten Kapitel beschrieben. Natürlich gibt es Streß, der nicht vermieden, bei sorgfältiger Planung jedoch stark reduziert werden kann. Außerdem ist es wichtig, jedes Nahrungsmittel, das als Auslösefaktor bekannt ist, zu vermeiden. Die Medikamente, die Ihnen der Arzt zur Vorbeugung der Anfälle verschreibt, können in folgende Gruppen geteilt werden.

Beruhigungs- und Entspannungsmittel

Eines der gebräuchlichsten Mittel dieser Gruppe ist Diazepam (Valium), das in kleinen Dosen jede Nacht genommen wird. Sehr oft genügt dieses leichte Mittel, um die Anzahl der Kopfschmerzen zu reduzieren, und kann nach einigen Wochen gestoppt werden.

Einige Patienten haben ein leicht abnormales Ergebnis beim Elektroencephalogramm, wenn sie einen Migräne-Anfall haben, auch wenn zwischen den Anfällen die Ergebnisse normal sind. Diese Patienten vertragen Anti-Epileptika, hauptsächlich Phenytoin (Epilan, Zentromid) und Carbamazepine (Tegretol®) gut.

Anti-Migräne-Mittel

Es gibt eine bestimmte Gruppe von Präparaten, die eine besondere Wirkung bei Migräne haben sollen. Sie sind als 5HT-Antagonisten bekannt. Die Gruppe enthält mehrere der allgemein gebräuchlichen Vorbeugungsmittel einschließlich Pizotifen und Methysergid. Pizotifen (Sandomigran®) wirkt bei etwa einem Drittel derer, die es nehmen, gut. Die einzigen unangenehmen Nebeneffekte sind Schläfrigkeit und Gewichtszunahme. Methysergide (Deseril®) sind eng mit den

Mutterkornpräparaten (Ergotamintartrat) verbunden und bei der Vorbeugung wirksam. Es hat aber einige ernste Nebeneffekte, deshalb wird es nicht empfohlen, außer die Migräne ist sehr stark. Ein anderes, aber ähnliches Mittel nennt sich Dihydroergotamin (Dihydergot-„Sandoz"®).

Eine andere Art von Präparat, das in England oder Australien verschrieben wird, nennt sich Clonidin (Dixarit®). Es ist bei etwa einem Drittel der Patienten, die an klassischer oder gewöhnlicher Migräne leiden, bei der Reduzierung der Anzahl und der Stärke der Anfälle wirksam. Dieses Medikament wird daneben häufig als blutdrucksenkendes Mittel verwendet, ein wesentlicher Nebeneffekt sind aber Depressionen.

Kürzlich wurden einige andere Präparate erfolgreich in der Vorbeugung von Migräne angewendet. Propranolol in der Dosis von 40 mg zwei- oder dreimal täglich wird oft zur Vorbeugung von Anfällen verabreicht. Dieses Mittel sollte nicht bei ernsten Atem- oder Herzbeschwerden verabreicht werden. Die ungewollten Nebeneffekte können Depression, Übelkeit und Schlaflosigkeit sein.

Dr. Lee Kudrow, Encino, Kalifornien, erzielte bedeutende Erfolge bei der Behandlung von „Cluster"-Kopfschmerzen mit Lithium, einem Medikament, das manchmal gegen Depressionen verabreicht wird.

Die meisten hier genannten Medikamente können Sie nur gegen ärztliche Verschreibung erhalten, aber auch wenn Sie sie frei bekommen, sollten Sie sie nicht nehmen, ohne Ihren Arzt gefragt zu haben.

Anti-Drepressionsmittel

Menschen, die an Migräne leiden, sind oft deprimiert, und obwohl Antidepressiva keine Medikamente gegen Migräne sind, wird Ihr Arzt entscheiden, ob Sie ein solches Mittel in Ergänzung zu Ihrer Migränebehandlung benötigen. Wenn Sie sich müde und ängstlich fühlen oder Schlafschwierigkeiten haben – alles mögliche Anzeichen einer Depression –, gehen Sie zu Ihrem Arzt und fragen Sie um Rat.

Akupunktur

In letzter Zeit ist dies eine sehr populäre Behandlungsmethode. Sie kann entweder durch einen geschulten Arzt oder durch einen qualifizierten Akupunkteur erfolgen. Wie Akupunktur wirklich wirkt, ist nicht bekannt. Es besteht aber kein Zweifel, daß sie einige Menschen von Ihren Schmerzen befreit, jedoch ist es unwahrscheinlich, daß sie bestimmte Krankheiten heilen kann. Welche Rolle sie bei der Linderung von Migräne spielt, ist nicht ganz abzuschätzen, aber sie scheint eher bei Spannungskopfschmerzen wirksamer als bei Migräne.

8 SPANNUNGSKOPF-SCHMERZEN

Nahezu jeder Mensch hat in seinem Leben Perioden der Angst und der Beunruhigung, bewirkt durch Liebesbeziehungen, eine unglückliche Ehe, ein krankes Kind, geschäftliche oder finanzielle Schwierigkeiten bzw. eines jener tausend alltäglichen Probleme, die alle von uns manchmal bedrücken können. Deshalb ist es nicht verwunderlich, daß Anspannung oder Streß die häufigsten Gründe von Kopfschmerzen sind. Jährlich werden ungeheure Mengen schmerzstillender Mittel für die Behandlung von Spannungskopfschmerzen verkauft, und jährlich gehen Tausende Menschen zum Arzt, um sich gegen diese Art von Schmerzen behandeln zu lassen. Wahrscheinlich leiden aber noch bedeutend mehr im geheimen.

Der Schmerz

Der Schmerz bei Spannungskopfschmerzen ist anders als bei Migräne, gewöhnlich dumpf und anhaltend; er kann den ganzen Tag über dauern, wobei auch seine Stärke unterschiedlich sein kann. Er wird oft eher als ein Druckgefühl oder als Gefühl der Schwere beschrieben, weniger als Schmerz, und einer der gebräuchlichsten Vergleiche ist ein enges Band rund um den Kopf oder ein Gewicht, das auf den Kopf drückt. Manchmal beginnt der Schmerz im Nacken und breitet sich über den Kopf aus.

Wenn Kopfschmerzen anhaltend sind, tendieren sie dazu, sich gegen Ende des Tages zu verschlimmern, besonders wenn die Arbeitsbedingungen schwierig sind. Unangenehme physische Umstände wie blendendes oder schwaches Licht oder laute Geräusche, verschlimmern sie gewöhnlich, aber sie können sie auch auslösen.

Spannungskopfschmerzen können ein- oder zweimal im Monat auftreten und jeweils eine Stunde dauern, aber auch den ganzen Tag über und täglich

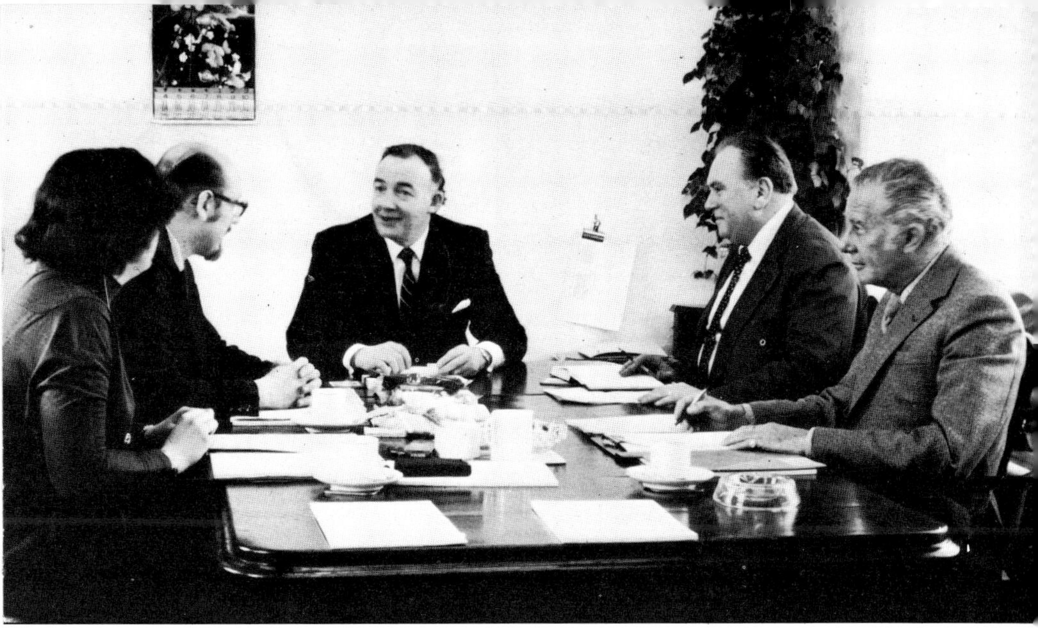

Spannungskopfschmerzen, die durch die Aussicht auf ein anstrengendes Arbeitsgespräch entstehen, sind ziemlich häufig.

kommen. In leichten Fällen entwickeln sie sich während oder nach einer Streßperiode und verschwinden, wenn die anstrengende Situation überwunden ist.

Autofahrer auf dem Weg zur Arbeit können Kopfschmerzen fühlen, wenn sie in einen Verkehrsstau geraten, und je stockender und aufreibender die Fahrt wird, desto schlimmer werden die Kopfschmerzen. Manche Menschen bekommen Kopfschmerzen, wenn sie etwas Unangenehmes vorhaben, wie z. B. eine schwierige Besprechung oder eine Prüfung. Lewis Caroll, ein Schriftsteller des 19. Jahrhunderts, der selbst an Kopfschmerzen gelitten hat, läßt Treedledum vor der Schlacht mit Tweedledee in seinem Buch „Alice im Spiegelland" (Through the Looking-glass) 1872 sagen: „Gewöhnlich bin ich sehr tapfer, nur heute gerade habe ich Kopfweh."

Wenn die Kopfschmerzen sehr stark sind, kann Licht als unangenehm empfunden werden, und viele Menschen, die an Spannungskopfschmerzen leiden, tragen ständig dunkle Gläser, auch wenn sie sich im Haus befinden.

Die beiden nachfolgenden Beispiele sind typische Fälle von Spannungskopfschmerzen.

Theo Wilde ist der einzige Sohn betagter Eltern und war immer ein sehr harter und verantwortungsbewußter Arbeiter. Er wurde in einer Industriestadt geboren, und sein Vater arbeitete sein ganzes Leben in einer Textilfabrik. Theo erhielt ein Universitätsstipendium und schloß mit Auszeichnung ab. Bald bekam er sein Diplom und eine Anstellung als Lehrer. An seiner Schule hatte er tuationen gibt. Umgekehrt wird sie auch der ständig nagende Schmerz Ihrer Spannungskopfschmerzen deprimieren. Wenn Sie sich deprimiert fühlen, sollten Sie Ihren Hausarzt anrufen. Er wird entscheiden, ob Sie eine Behandlung benötigen.

Hören Sie auf Ihren Arzt!

Das Verhalten des Arztes Ihnen gegenüber ist ein wichtiger Bestandteil der Behandlung, und wenn Sie nicht glauben, was er sagt, wird er Ihnen wahrscheinlich auch nicht helfen können. Was ist mit mir los? ist das erste, was Sie wissen sollten. Habe ich eine ernste Erkrankung, einen Hirntumor? Nach der Untersuchung wird er Sie dahingehend beruhigen, und Sie können frei über Ihre Probleme sprechen. Er wird Ihnen wahrscheinlich den Mechanismus Ihrer Kopfschmerzen und die Auslösefaktoren erklären. Er wird Ihnen sicherlich keine ständige Heilung versprechen, aber er wird die Anzahl und Stärke Ihrer Kopfschmerzen einschränken können.

Finden Sie das richtige schmerzstillende Mittel!

Wenn der Schmerz stark ist, benötigen die meisten Menschen ein schmerzstillendes Mittel, und im Falle von Migräne ist das gebräuchlichste Aspirin oder Paracetamol (Acetaminophen). Aber manche bevorzugen Codein oder eine entsprechende Kombination von zwei oder mehreren Analgetika. Haben Sie einmal ein schmerzstillendes Mittel, das Ihnen zusagt, gefunden, ist es am besten, dabei zu bleiben.

Weitere Gründe

Es wird vermutet, daß manche Spannungskopfschmerzen durch die Verengung oder das Zusammenziehen der kleinen Blutgefäße, die die Muskeln von Kopf und Nacken versorgen, entstehen. Aber es liegt keine Schädigung der Hirnstruktur und auch keine chemische Veränderung vor.

Manchmal kann dem Schmerz bei Spannungskopfschmerzen durch Alkohol und Nikotin, die beide die Blutgefäße erweitern, geholfen werden. Das bedeutet jedoch nicht, daß ein Bier oder ein doppelter Kognak die Lösung ist. Sie werden bestenfalls eine kurzfristige Erleichterung spüren. Die Kopfschmerzen können aber stärker werden, wenn Sie eine größere Menge Alkohol trinken.

9 ANDERE KOPFSCHMERZEN

Bisher haben wir Migräne und Spannungskopfschmerzen behandelt, aber es gibt noch viele andere Arten von Kopfschmerzen. Wir betrachten hier einige der verbreitetsten.

Katerkopfschmerzen („hangover")

Nach Genuß von Alkohol, vor allem, wenn Sie zuviel davon zu sich nahmen, wachen Sie vielleicht am nächsten Morgen mit starken Kopfschmerzen auf, die schlimmer werden, wenn Sie sich bewegen. Oft sind sie von Unpäßlichkeit, Übelkeit und Müdigkeit begleitet. Dieser unangenehme Zustand dauert gewöhnlich fünf Stunden und schwächt dann langsam ab. Manche Trinker glauben, daß Getränke wie Weinbrand und Rotwein eher Kater verursachen als z. B. Wodka. Es scheint aber mehr an der konsumierten Menge des Alkohols zu liegen. Viele Migräneopfer trinken sehr wenig oder überhaupt keinen Alkohol, da sie glauben, daß er Anfälle erzeugt, vor allem bei „Cluster"-Kopfschmerzen.

Das „chinese kitchen"-Syndrom

Diese Art von Kopfschmerz wird durch die Beigabe von Natrium-Glutamat zu Speisen erzeugt. Der Schmerz sitzt gewöhnlich auf Stirn oder Schläfe, und es entsteht das Gefühl von Enge um das Gesicht. Manche Menschen klagen über Schwindel, Unwohlsein, Durchfall oder Bauchschmerzen. Natrium-Glutamat ist ein Bestandteil der Soyasauce und wird wegen seiner geschmacksverbessernden Eigenschaften verwendet.

Die Symptome treten meistens nach einem chinesischen Essen auf; deshalb: das „chinese kitchen"-Syndrom. Schon geringe Mengen von Natrium-Glutamat erzeugen bei anfälligen Personen Kopfschmerzen, vor allem auf leeren Magen; Essen, die diese Substanzen enthalten, sollten vermieden werden. 200 ml von Wuntun-Suppe enthalten etwa 3 g Natrium-Glutamat.

Amerikanische Wissenschafter haben gezeigt, daß Injektionen von Natrium-Glutamat bei gesunden Freiwilligen ein Brennen oder ein Gefühl des Ausgetrocknetseins verursachen, das sich von der Brust über den Hals, die Schultern, die Arme und den Bauch ausbreitet. Es wird von einem Druck und einer Enge in der Brust begleitet, die weiter über die Wangen bis hinter die Augen ausstrahlen. Andere Untersuchungen haben gezeigt, daß die Symptome nach der Einnahme von 1,5 g bis 12 g Natrium-Glutamat auftreten und daß Spuren von 3 g oder weniger in Menschen gefunden wurden, die dieses Syndrom nach einem chinesischen Essen bekamen.

„Würstchen"-Kopfschmerz

Wenn Sie Würstchen (Frankfurter), Speck, Schinken oder Salami mögen, werden Sie das, was man mit „Würstchen"-Kopfschmerzen bezeichnen könnte, erfahren haben. Sie entstehen nach dem Essen von geräuchertem Fleisch. Die Kopfschmerzen treten gewöhnlich auf der Stirn auf und haben pochenden Charakter. Sie beginnen etwa eine Stunde nach dem Essen solcher Speisen. Oft wird man im Gesicht rot, was durch die Chemikalien, die sogenannten Nitrate, die beim Räuchern verwendet werden, verursacht wird. Vor einiger Zeit wurde gefunden, daß der Zusatz von Natrium-Nitrat dem Fleisch eine einheitliche rote Farbe gibt. Nitrate aber führen auch zur Erweiterung der Blutgefäße, was den pochenden Kopfschmerz erzeugt.

Diese Art von Kopfschmerzen sind keine Migräne, aber Menschen mit Migräne sind vielleicht anfälliger auf Nitrate als jemand, der niemals Kopfschmerzen hat.

Kopfschmerzen durch Eiscreme

Diese Art ist ein schneidender Schmerz, der nach dem Essen von Eis oder anderen kalten Substanzen auftritt. Der Grund liegt wahrscheinlich in der übermäßigen Reizung eines Kopfnerves. Wenn man Eis im Mund behält, kann es sofort einen örtlichen Schmerz im Gaumen, der Kehle oder danach auf einer Gesichtsseite oder Seite des Kopfes auslösen. Die Ursache des Schmerzes liegt wahrscheinlich im plötzlichen Abkühlen des Mundes oder der Kehle weil eiskalte Dinge in der Speiseröhre und im Magen keinen solchen Schmerz hervorrufen.

Dr. Neil Raskin hat kürzlich in San Franzisko, Kalifornien, gefunden, daß Menschen, die zu Migräne neigen, dreimal mehr an Eiskopfschmerzen leiden als jene, die nicht zu Migräne neigen, und daß die Kopfschmerzen der vorgenannten Gruppe stärker sind.

Wie verlockend sie auch sein mag, Eiscreme sollte von Migräneleidenden vermieden werden, da sie oft den scharfen Schmerz, der als „Eiscreme-Kopfschmerz“ bekannt ist, hervorruft.

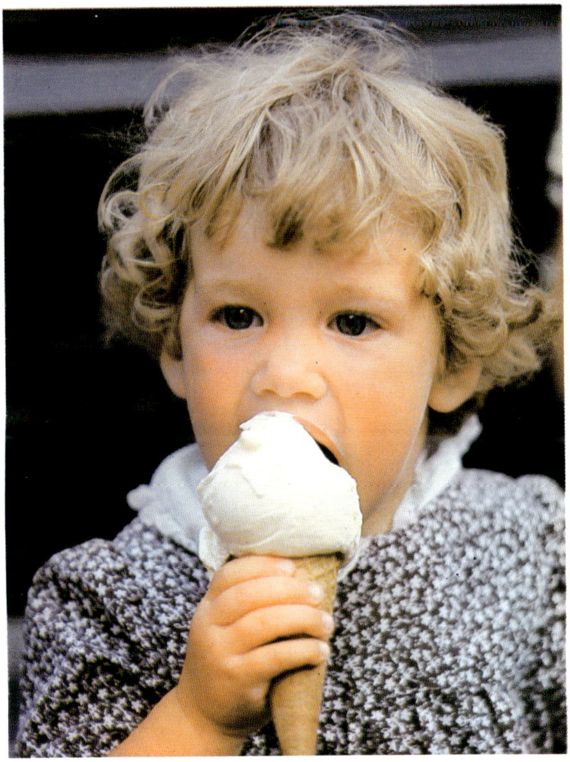

Forscher-Kopfschmerzen

Vor über hundert Jahren klagten Arktis-Forscher über starke Kopfschmerzen, die von Zeit zu Zeit auftreten. Einige dieser Kopfschmerzen sind zweifellos migräneähnlich, andere entstehen durch zuviel Vitamin A. Forscher in der Arktis wurden oft von Eskimos zum Essen eingeladen, und eine der vorbereiteten Delikatessen war Polarbärleber. Diese enthält eine besonders große Menge an Vitamin A (über 30.000 internationale Einheiten pro Kilogramm; Robben- und Heilbuttleber enthalten ähnliche Mengen).

Kopfschmerzen, die durch übergroße Einnahme von Vitamin A erzeugt werden, sitzen meist auf der Stirn und hinter den Augen und sind mit Übelkeit, Bauchschmerzen, Schwindelgefühl und Mattigkeit verbunden. Gewöhnlich treten diese Symptome nicht vor vier Stunden nach dem Essen auf.

In einer Studie über vier erwachsene Freiwillige haben amerikanische Wissenschafter gefunden, daß zwei Millionen Einheiten Vitamin A (in einer einzigen Dosis) dumpfe Kopfschmerzen erzeugen. Eine andere amerikanische Studie beschreibt sechs Patienten, die täglich pulsierende Kopfschmerzen auf der Stirn hatten. Diese Schmerzen begannen Tage oder Wochen nach einer Diät, die 25.000 internationale Einheiten von Vitamin A täglich enthielt, und klangen nach einigen Wochen nach Beendigung der überhöhten Dosis ab. Die meisten Menschen nehmen zwar nicht solche Vitamin-Mengen zu sich, aber vor allem Kinder sind gegen Überdosen besonders empfindlich. Beträchtliche Vitamin-A-Mengen sind u. a. in Nieren, Leber, Lebertran und rohen Karotten enthalten.

Höhenkrankheit

Die Höhenkrankheit ist seit mehr als vierhundert Jahren bekannt. Die Symptome – Kopfschmerzen, Brechreiz, undeutliches Sehen, Atemlosigkeit, Herzklopfen, Appetit- und Schlaflosigkeit – treten gewöhnlich nur in Höhen über 2400 m auf. Der Kopfschmerz, der pochend und über den ganzen Kopf verteilt ist, verschlimmert sich durch Rütteln und Holprigkeit oder Husten und wird besser, wenn man sich niederlegt. Es ist anzunehmen, daß der Kopfschmerz und der Brechreiz durch Mangel an Sauerstoff erzeugt werden, da Einatmen von reinem Sauerstoff zu Beginn Erleichterung schafft. Die Symptome entwickeln sich gewöhnlich zwischen sechs Stunden und drei Tagen nach Eintritt in diese Höhen und bessern sich, wenn der Betreffende wieder bergabgestiegen ist.

Kopfschmerzen und Sex

Glücklicherweise ist für die meisten Menschen der Sexualverkehr nicht mit Kopfschmerzen verbunden, aber es gibt zwei Arten, die mit sexueller Betätigung in Zusammenhang gebracht werden können. Im ersten und gewöhnlichen Fall sitzt der Schmerz im Hinterkopf und entsteht, wenn sich die sexuelle Erregung steigert. Diese Art von Schmerz entsteht warhscheinlich durch übergroßes Zusammenziehen der Hals- und Kopfmuskeln und kann durch vorsichtiges Entspannen dieser Muskeln erleichtert oder verhindert werden. Die zweite Art von Kopfschmerz ist ernster. Er entsteht unmittelbar vor oder im Moment des Orgasmus und steht wahrscheinlich mit dem überhöhten Blutdruck zu dieser Zeit in Verbindung. Jeder, der während oder kurz nach dem Geschlechtsverkehr Kopfschmerzen bekommt, sollte den Arzt konsultieren.

Kopfschmerzen und ernste Erkrankungen

Ein plötzlicher starker Kopfschmerz, vor allem, wenn er von einer Schwäche der Gliedmaßen, Verwirrung, Trübung oder Verlust des Bewußtseins gefolgt wird, erzeugt die Angst, durch eine ernsthafte Erkrankung hervorgerufen zu sein. Erkrankungen, die mit Kopfschmerzen beginnen können, sind Hirnhautentzündung, Gehirnblutung, Hirntumor, Nebenhöhlenentzündung, fiebrige Erkrankungen und Arteritis temporalis. Der Kopfschmerz bei Hirnhautentzündung kommt schnell, oft in wenigen Stunden, und breitet sich über den ganzen Kopf bis zum Rücken aus. Gewöhnlich ist er mit hohem Fieber verbunden. Jede Bewegung scheint die Kopfschmerzen zu verschlechtern. Wenn Sie auch nur eines dieser Vorzeichen bekommen, sollten Sie sofort den Arzt konsultieren.

Hirntumor

Menschen mit starken wiederkehrenden Kopfschmerzen fürchten sich oft, den Hausarzt aufzusuchen, weil sie glauben, sie könnten einen Hirntumor haben. Dies ist aber nur bei einer verschwindend kleinen Zahl von Personen der Fall. Professor J. W. Lance und seine Mitarbeiter untersuchten eine Reihe von 1152 Patienten, die ihre Kopfschmerz-Klinik in Sydney, Australien, aufsuchten, und fanden, daß weniger als ein Prozent einen Hirntumor hatte. Die Krankheitsgeschichte eines Hirntumors unterscheidet sich grundlegend von der der Migräne. Der Betroffene ist gewöhnlich über fünfzig, der Kopfschmerz entsteht in einer kurzen Zeit, meist weniger als drei Monaten, der Schmerz ist meist an derselben Stelle und verstärkt sich beim Bücken, Husten, Niesen oder anderen Anstrengungen. Die Kopfschmerzen neigen dazu, am Morgen schlimm zu sein, und werden ansteigend schlimmer, ohne die symptomfreie Periode, die es bei Migräne gibt. Es können Sinnesverwirrungen und Gliedmaßenschwäche, Benommenheit oder Anfälle auftreten. Wenn eines dieser Symptome auftritt sollten Sie sobald als möglich Ihren Hausarzt aufsuchen. Er wird Sie untersuchen und notfalls eine spezielle Untersuchung, die auch einen CAT-Scan (siehe Seite 56) einschließt, durchführen. Diese Art von Röntgenuntersuchung wird zeigen, ob Sie einen Tumor haben oder nicht.

Schlaganfälle

Nach amerikanischen Ärzten haben etwa ein Drittel der Menschen, die einen Schlaganfall erleiden, unmittelbar vorher Kopfschmerzen. Die Kopfschmerzen verlieren sich gewöhnlich nach einigen Stunden, während andere Symptome, die ebenfalls auftreten, wie Gliederschwäche oder Unsicherheit und Sinnes- und Sehstörungen, anhalten können.

Schläfenarteritis (Arteritis temporalis)

Sie ist eine seltene Krankheit der Schläfenarterien, die bei älteren Menschen auftritt. Das erste Anzeichen ist oft ein Schmerz über den Schläfenarterien, sie verdicken sich mit der Zeit, und der Puls ist dort schwer fühlbar. Die Haut über der betroffenen Arterie wird rot und fühlt sich zart an. Der Kopfschmerz ist ein allgemeines Symptom auf einer oder beiden Seiten des Kopfes, je nachdem, welche Arterie betroffen ist. Kauen kann als schmerzhaft empfunden werden.

Es ist wichtig, daß Sie bei dieser Erkrankung Ihren Arzt aufsuchen, da sie gewöhnlich mit Medikamenten wie Steroiden behandelt werden kann. Werden Sie jedoch nicht richtig behandelt, kann Ihr Sehvermögen beeinträchtigt werden.

Neuralgie des Trigeminusnervs

Dies verursacht einen starken Schmerz mit Anfällen und wird manchmal mit „Cluster"-Kopfschmerzen (siehe Seite 8) verwechselt. Der Schmerz wird meist im ganzen Gesicht empfunden.

Jeder Schmerzanfall kann zwei oder drei Stunden dauern, in Reihen von zwanzig bis dreißig Sekunden bis über Wochen oder sogar Monate hin andauern. Natürlich vermeidet der Betroffene, die befallenen Stellen des Gesichts zu waschen oder zu rasieren, und es ist nicht ungewöhnlich, einen sonst gutaussehenden Menschen mit einer reinen und einer schmutzigen Gesichtshälfte zu sehen. So wie „Cluster"-Kopfschmerzen befällt die Trigeminusnerv-Neuralgie Menschen über vierzig.

Nebenhöhlenentzündung

Nebenhöhlenentzündung wurde oft diagnostiziert, wenn Menschen über Kopfschmerzen klagten. Die tatsächliche Infektion der Nasenhöhle aber erfolgt verhältnismäßig selten. Ist eine Nebenhöhle betroffen, so schmerzt sie und fühlt sich an dieser Stelle weich an. Schneuzen verschlimmert die Schmerzen.

Der Schmerz wird meist erleichtert, wenn die Verstopfung, die die Nasenhöhle blockiert, freigemacht wird. Nasentropfen oder Sprays werden helfen, die Nase frei zu machen, und wenn der Luftweg frei ist, kann Inhalieren helfen. Vergeht die Infektion durch diese einfachen Maßnahmen nicht, wird es notwendig sein, den Hausarzt aufzusuchen, der entscheidet, ob er Ihnen Antibiotika geben muß.

Chronische Nebenhöhlenentzündung wird oft für unbestimmte Beschwerden auf der Stirn, über der Nase oder zwischen den Augen verantwortlich gemacht, aber meistens ist die Ursache die Muskelanspannung, mit anderen Worten: es sind Spannungskopfschmerzen.

Blutdruck und Kopfschmerzen

Viele Ärzte bestätigen, daß ein plötzliches Ansteigen des Blutdrucks Kopfschmerzen verursachen kann. Diese Kopfschmerzen sind gewöhnlich auf beiden Seiten spürbar, entweder am Vorder- oder Hinterkopf, und meist stark und explodierend oder pochend. Aber es ist zweifelhaft, ob ein mäßiges Ansteigen des Blutdrucks, bekannt als Hochdruck, Kopfschmerzen verursacht. Der normale Blutdruck übersteigt nicht 145/90 (die erste Ziffer gibt den Druck der Herzzusammenziehung, die zweite die Entspannung an), und alle Zahlen, höher als diese, sind mäßiger Hochdruck. Es ist kürzlich die Vermutung aufgetaucht, daß eher die Angst und der Streß über das Wissen um einen erhöhten Blutdruck als erhöhter Blutdruck selbst diese Kopfschmerzen verursacht.

Dr. Harold G. Wolff, ein New Yorker Arzt, zeigt, daß die Kopfschmerzen von Patienten mit überhöhtem Blutdruck sehr gut auf Ruhe und Entspannung ansprechen, obwohl keine bedeutende Änderung in Ihrem Blutdruck stattfand. Menschen, denen erzählt wird, sie hätten erhöhten Blutdruck, ängstigen sich mehr, und in der Folge entwickeln sie Spannungskopfschmerzen.

Eine Gruppe schottischer Ärzte studierte hundert Patienten und kam zu dem Schluß, daß Kopfschmerz bei jenen mit geringem und mäßig erhöhtem Blutdruck nicht auftrat, er aber bei Patienten mit stark erhöhtem Blutdruck bedeutend verbreiteter war. Wenn bei diesen Patienten sich der Blutdruck nach einer Behandlung senkte, besserten sich auch die Kopfschmerzen.

Kopfverletzungen

Kopfverletzungen der einen oder anderen Art geschehen ziemlich häufig. Sie reichen in ihrer Stärke vom milden Stoß, wie beim Anstoßen an ein Küchenkästchen, bis zum ernsthaften Trauma nach einem Verkehrsunfall. Obwohl allgemein geglaubt wird, daß ein Schlag auf den Kopf Kopfschmerzen verursacht, ist dies nur bedingt richtig. Kopfschmerz nach einem schwächeren Schlag vergeht nach etwa einer Stunde, besonders wenn sie sich ausruhen und ein schmerzstillendes Medikament nehmen. Ob eine ernstere Kopfverletzung periodische Kopfschmerzen über mehrere Monate oder Jahre hindurch verursacht, ist fraglich. Viele Leute, die eine geringfügige Kopfverletzung hatten, vor allem jene, die entweder gar nicht oder nur für wenige Sekunden bewußtlos waren, haben gerichtliche Schritte unternommen und sich beschwert, daß es Ihnen infolge ihrer Verletzungen wegen Konzentrationsschwierigkeiten, Kopfschmerzen, Übelkeit, Benommenheit und anderen Symptomen unmöglich war zu arbeiten. Schmerz ist eine subjektive Angelegenheit, und es besteht kein Zweifel, daß einige dieser Forderungen zu Recht bestehen. Aber ob der Schmerz oder andere Symptome als Folgen der Verletzung oder vielmehr nur aus Angst oder Besorgnis, die dem Unfall folgten, entstanden sind, ist schwieriger festzustellen. Es gibt viele Fälle, bei welchen sich die Kopfschmerzen nach einer Verletzung – nach einer gerichtlichen Auseinandersetzung – unglaublich gebessert haben.

Menschen, die ernsthafte Kopfverletzungen erlitten haben, d. h. solche, bei welchen die Patienten eine Woche oder länger ohne Bewußtsein waren, leiden gewöhnlich nicht an schweren Kopfschmerzen. Tatsächlich ist die Anzahl der Kopfschmerzen bei Menschen mit schweren Kopfverletzungen proportional der Gesamtbevölkerung leicht geringer.

Die interessante Frage ist, warum jene, die ernste Kopfverletzungen haben, nicht an Kopfschmerzen leiden. Vermutlich sind ihre anderen Verletzungen, etwa gebrochene Beine, so schmerzhaft, daß sie ihre Kopfschmerzen nicht beachten. Es könnte sein, daß im Gegensatz zu jenen, die sich zu Hause ausheilen und deren Angstvorstellungen über eine mögliche Gehirnverletzung nicht widersprochen wird, die Schwerverletzten die Pflege und Umsicht des Spitalspersonals beruhigt. Oder ihre Kopfschmerzen treten nur zur Zeit der Bewußtlosigkeit auf.

Eine Gruppe schwerverletzter Patienten wurde mehr als zwei Jahre nach beobachtet, und weniger als zehn Prozent entwickelten irgendwelche Arten von Kopfschmerzen. Ich betone, das ist weniger als die Anzahl von Kopfschmerzen in der Gesamtbevölkerung. Gelegentlich kann Migräne das erste Mal nach einer Kopfverletzung auftreten, aber es ist sehr ungewöhnlich, und diese Kopfschmerzen sind dann eher Spannungskopfschmerzen.

Wenn Sie jemals eine Kopfverletzung haben und unmittelbar danach Kopfschmerzen bekommen sollten, ruhen Sie sich im Bett aus, bis die Kopfschmerzen vorbei sind; denn zu frühes Aufstehen und Sich-Betätigen nach einer Verletzung ist sehr unklug. Jeder, der in einen Verkehrsunfall verwickelt war, wird wissen, daß es schwierig ist, danach wieder Auto zu fahren, zum Teil aus Angst, es könnte wieder ein Unfall passieren, in manchen Fällen aus Schuldgefühl, vor allem wenn jemand dabei verletzt worden ist. Es ist besser, zuzuwarten, bis Sie sich ganz gesund fühlen. Jedem, der vom Pferd fällt, wird gewöhnlich geraten, sofort wieder zu reiten, aber das ist vermutlich ebenso unvorsichtig.

Nackenverletzungen

Der Autounfall mit Peitschenschlag-Effekt ist heutzutage ziemlich häufig. Er geschieht, wenn ein Auto von hinten in ein anderes Auto kracht. Der Kopf des im vorderen Wagen befindlichen Fahrers wird nach vorwärts geworfen und schlägt dann über den Autositz zurück. Bei diesem Unfall kommt es sehr oft vor, daß die Halsmuskeln Schaden erleiden, bei einem schweren Unfall auch die Halswirbelsäule. Der Schmerz wird gewöhnlich im Nacken empfunden, dehnt sich aber später über den Hinterkopf aus. Diese Art von Schmerz ist im allgemeinen ständig nagend und verschlimmert sich bei jeder Bewegung des Kopfes und Halses. Der Grund dafür ist vor allem ein Krampf der Halsmuskeln. Ist die Halswirbelsäule in Mitleidenschaft gezogen, kann ein Wirbel gebrochen sein.

Entgegen der verbreiteten Ansicht ist eine Verrenkung der Halswirbelsäule außerordentlich selten, da die Rückenwirbel sich seitlich überlappen und durch ein kompliziertes Netzwerk von Sehnen zusammengehalten werden. Wenn Nakkenschmerzen nach einer Verletzung auftreten, ist es am besten, sich flach aufs Bett zu legen und ein schmerzstillendes Mittel zu nehmen.

Nur wenn der Schmerz sich über den Arm ausdehnt und eine Arm- oder Beinschwäche eintritt, ist eine ernstlichere Verletzung zu befürchten. Wo immer aber der Schmerz sitzt, wenn er länger andauert, sollte der Hausarzt konsultiert werden.

Wenn der Schmerz nachläßt, ist es wichtig, mit aktiven Übungen für die Halsmuskeln zu beginnen. Die meisten Schmerzen werden durch Muskelverkrampfungen verursacht, und deshalb werden sie nach einer ersten Zeit der Ruhe durch aktive Bewegung des Halses gebessert. Ist aber ein Bruch oder eine Verrenkung einer oder mehrerer Halsknochen die Ursache, wird es vielleicht nötig sein, auf Anweisung des Arztes für kurze Zeit eine Halskrause zu tragen. Es ist jedoch nicht ratsam, diese Krause über eine längere Periode hinweg zu tragen; denn ist der Hals zu lang in Ruhestellung, wird die Nackenmuskulatur geschwächt. Tatsächlich sind viele der Krausen, die getragen werden, von geringem Nutzen, da sie aus weichen Materialien wie Filz sind, was den Hals nicht unbeweglich hält. Wird aber der Nacken bzw. Hals vom Kragen nicht starr gehalten, gibt es keinen Grund, diese Krause zu tragen.

10 KINDER UND KOPFSCHMERZEN

Kopfschmerzen sind ein häufiger Bestandteil vieler Kinderkrankheiten. Jeder, der ein Kind mit Mumps oder Masern hat, weiß, daß eines der frühen Anzeichen Kopfschmerzen sind. Das Kind reibt oft seinen Kopf und sagt, daß er sich „komisch" fühlt und schmerzt. Der Schmerz wird gewöhnlich auf der Stirn empfunden. Durch diese Kopfschmerzen ist das Kind meist widerspenstig, schwer zu unterhalten und weigert sich zu essen. Oft fiebert es, und die Temperatur kann bis 39–40° ansteigen.

Dies sind die Symptome, die wir alle kennen, wenn eines unserer Kinder eine der üblichen Infektionskrankheiten bekommt. Wenn einmal die Flecken der Masern, oder was immer es auch ist, sichtbar sind, ist die Diagnose einfach. Es ist gerade das frühe Stadium, in dem Kopfschmerzen beim Kind beunruhigend sind.

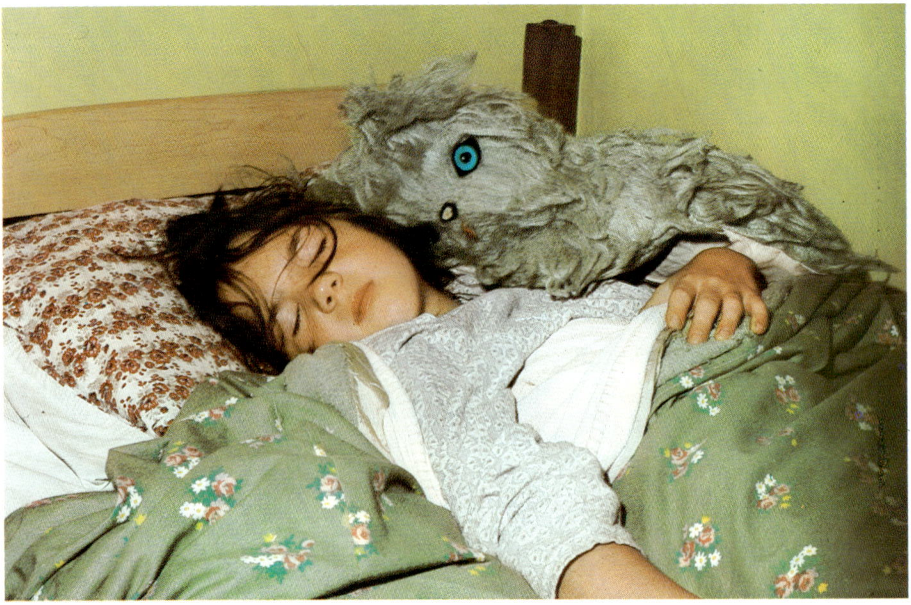

Fiebrige Kinder mit Mumps oder Masern klagen oft über Kopfschmerzen.

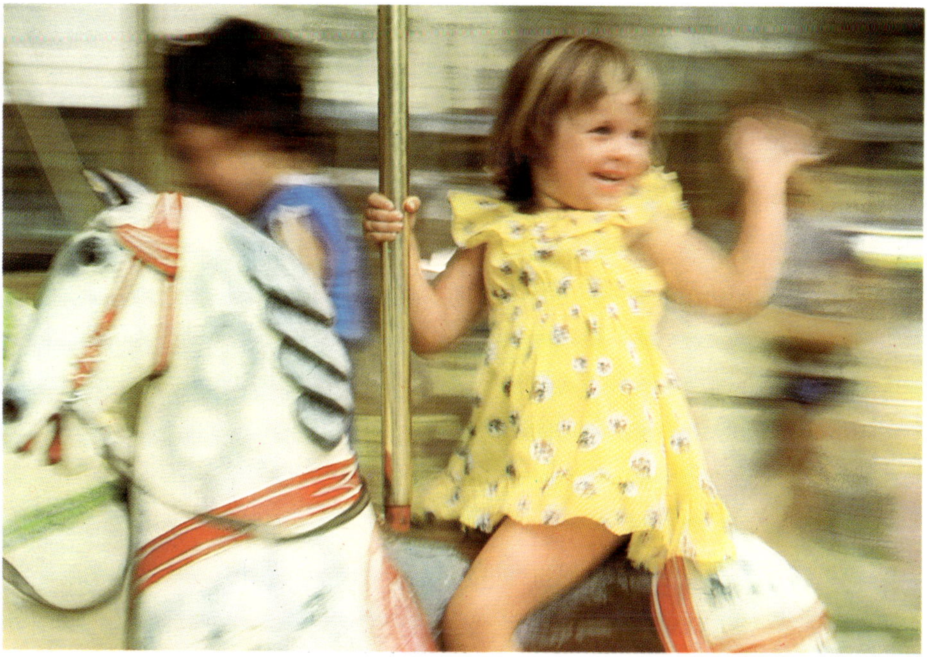

Auch Kinder bekommen Migräne. Wie bei Erwachsenen kann sie durch Aufregung ausgelöst werden.

Wenn Ihr Kind eine dieser Krankheiten hat, ist es gut, den Arzt zu rufen. Während er auf dem Weg zu Ihnen ist, stecken Sie Ihr Kind ins Bett und halten Sie es warm. Bemühen Sie sich nicht, es zum Essen zu zwingen, aber ermuntern Sie es, soviel wie möglich zu trinken. Für ein fiebriges Kind ist es besonders wichtig, viel Flüssigkeit zu sich zu nehmen. In diesem Stadium sollten Sie ihm ein Aspirin geben; das genügt wahrscheinlich schon, um den Schmerz zu lindern und die Temperatur zu senken. Wenn der Arzt kommt und eine Infektion feststellt, wird er eventuell Antibiotika mit Aspirin oder Paracetamol (Acetaminophen) als schmerzstillendes Mittel verschreiben. Meist vergeht diese Art von Kopfschmerz, wenn die richtige Behandlung einsetzt.

Migräne bei Kindern

Wenn Kopfschmerzen von Zeit zu Zeit wiederkehren, besonders wenn sie durch Aufregung erzeugt werden (z. B. eine Party, ein bevorstehender Theaterbesuch, Ferien) und mit Übelkeit verbunden sind, ist es wahrscheinlich Migräne. Diese Kopfschmerzen sitzen im allgemeinen auf der Stirn, manchmal auf der einen Seite, manchmal auf der anderen. Oft wird das Kind sagen, daß es sich nicht wohl fühlt und nichts essen möchte. Es wird sich krank fühlen und vielleicht auch erbrechen. Wenn sich diese Anzeichen ohne zusätzliche Symptome wiederholen, ist die Diagnose Migräne sicher. Sie sollten Ihre Besorgnis dann verbergen, um das Kind nicht zu alarmieren, denn sehr oft können diese Symptome mit einfachen schmerzstillenden Medikamenten wie Aspirin oder Paracemol (Acetaminophen) behandelt werden. Bei kleinen Kindern ist eine halbe Tablette lösliches Aspirin meist alles, was Sie brauchen.

Wenn Übelkeit und Brechreiz zu den Symptomen zählen, ist es manchmal nötig, Ihrem Kind ein Mittel dagegen zu geben. Meist wird eine geringe Dosis von Metoclopramid (Paspertin®) verschrieben.

Die optischen Symptome, die bei klassischer Migräne auftreten, sind bei Kindern relativ selten. Wenn sie jedoch auftreten, können sie natürlich sehr beängstigend sein. Klagt Ihr Kind, daß es komische Dinge sieht, beruhigen Sie es. Versuchen Sie es auszufragen, wie diese Dinge aussehen und wo es sie sieht. Vielleicht sagt es, daß es Lichtblitze sieht oder daß vor seinen Augen ein wackliges Licht sich bewegt, oder auch, daß es die Dinge nicht richtig sehen kann. Manchmal wird es nur einseitig sein, während es auf der anderen Seite ganz gewöhnlich sehen kann. Eine genaue Beschreibung der Symptome wird Ihrem Arzt bei der Erstellung der Migräne-Diagnose sehr nützlich sein.

Bauchschmerzen

Manchmal wird Ihr Kind sich krank fühlen und gleichzeitig über Bauch- und Kopfschmerzen klagen; tatsächlich können die Bauchschmerzen die Hauptursache sein. Wenn ja, ist es einfach, eine Erkrankung wie eine Magenverstimmung z. B. mit einer Blinddarmentzündung oder einer anderen Magenerkrankung zu verwechseln. Bedauerlicherweise wurden früher viele Kinder wegen Blinddarmentzündung operiert, obwohl in Wirklichkeit der Schmerz durch eine Migräne mit Bauchschmerzen verursacht worden war. Um dies zu vermeiden, ist es wirklich wichtig, dem Arzt alle Symptome zu beschreiben, besonders bei einem kleinen Kind, das sich dem Arzt selbst nur schwer verständlich machen kann. Sie sollten dem Arzt sagen, wie oft Ihr Kind diese Anfälle hat, ob sie durch etwas Bestimmtes, wie Aufregung oder emotionellen Streß, erzeugt werden, wie lange sie dauern und ob es noch andere Symptome gibt.

Wenn der Arzt die Diagnose Migräne gestellt hat, wird er Ihnen erklären, daß, so unangenehm sie auch ist, diese leicht behandelt werden kann und daß keine tieferliegende Krankheit die Ursache der Kopfschmerzen ist. Allerdings können Kinder, die an Migräne mit Bauchschmerzen leiden, als Erwachsene manchmal gewöhnliche oder klassische Migräne entwickeln.

Welches Kind bekommt Migräne?

Es ist behauptet worden, daß das intelligente Kind mehr zu Migräne neigt. Aber wie wir bereits bei den Erwachsenen gesehen haben, gibt es kaum einen Beweis für diese Theorie. Eine schwedische Studie vergleicht die Persönlichkeit und die Charaktermerkmale einer Gruppe von Kindern mit Migräne mit jenen ihrer Kameraden. Dabei wurden keine deutlichen Unterschiede in der sozialen Schicht, Intelligenz oder was den Ehrgeiz betrifft in diesen Gruppen gefunden. Die Studie zeigt außerdem, daß mehr Knaben als Mädchen an Migräne leiden, obwohl bei Erwachsenen klassische und gewöhnliche Migräne bei Frauen öfter als bei Männern vorkommt.

Andere Angaben zeigen, daß es keinen Unterschied in der Häufigkeit von Nägelbeißen, Bettnässen oder nervösen Zuckungen bei Kindern mit Migräne und Kindern ohne Migräne gibt. Allerdings gab es ein geringfügig höheres Aufkommen von Schlafstörungen, Wutanfällen und nächtlichen Ängsten. Im allgemeinen gesehen, schienen die Kinder mit Migräne angespannter, empfindlicher, gereizter und anfälliger für jede Art von Frustration zu sein als andere Kinder.

Harry ist das einzige Kind von Tom und Margaret. Tom ist ein waghalsiger Sportler, der niemals in seinem Leben Kopfschmerzen gehabt hat. Aber Margaret leidet seit ihrem zwölften Lebensjahr an Migräne. Harry war ein gesundes Baby, doch eines Tages, als er drei war, wurde er ungehalten, als seine Mutter darauf bestand, ihn zu baden; denn eben wollte er mit seinen Bausteinen spielen. Er schrie und schrie, und als Margaret die Temperatur maß, fand sie sie beängstigend hoch. Sie rief sofort den Hausarzt, der aber außer der hohen Temperatur nichts bei Harry fand. Er verschrieb ihm Aspirin, das Kind ging schlafen und wachte am nächsten Morgen wie gewöhnlich von selbst auf. In den folgenden Monaten bemerkte Margaret, daß immer, wenn Harry aufgeregt war oder ihm etwas gegen den Strich ging, seine Temperatur anstieg und er über Kopfschmerzen klagte. Diese Anfälle waren eine Migräneform und besserten sich auf eine Behandlung mit einfachen schmerzstillenden Mitteln.

Als Harry älter war, wurde er im Auto reisekrank. Das war ein ziemliches Problem, bis Margaret ihn wieder zum Hausarzt brachte, und diesmal verschrieb er ein Mittel gegen das Erbrechen in Ergänzung zu dem schmerzstillenden Medikament und riet Margaret, ihm dies einige Stunden vor Beginn der Reise zu geben. Margaret hielt es auch für eine gute Idee, viele kalte Getränke und genügend Wasser mitzunehmen sowie einen Eimer und einen Schwamm, falls Harry erbrechen würde. Sie ermunterte ihn auch, herumzulaufen und zu spielen, wann immer sie die Fahrt unterbrach.

Reisekranke Kinder entwickeln manchmal Migräne, wenn sie erwachsen sind, aber mit der richtigen Behandlung sollte es Harry möglich sein, die Stärke der Anfälle einzudämmen, so daß er ein völlig normales Leben führen kann.

Spannungskopfschmerzen bei Kindern

Kinder wie Erwachsene können Kopfschmerzen durch Spannungen oder Muskelkontraktionen bekommen. Sie treten gewöhnlich auf, wenn das Kind unter physischer oder emotioneller Anspannung steht. Zum Beispiel können sie bei einer unerfreulichen Situation zu Hause, etwa bei Streit zwischen den Eltern, auftreten. Ein Kind wird wahrscheinlich auch bemerken, daß es, wenn es über Kopfschmerzen klagt, die Aufmerksamkeit der Mutter auf sich zieht und die Situation manipulieren kann.

Wenn ein Kind bei Kopfschmerzen zu Hause bleiben kann, wird es dieses Symptom regelmäßig benützen, um von der Schule fernzubleiben, vor allem, wenn es dort unglücklich ist.

Sprechen Sie einmal mit dem Lehrer, wenn Sie glauben, daß Ihr Kind in der Schule Probleme hat, und vergewissern Sie sich, daß es dort jemand gibt, der ihm seine Medizin verabreicht, wenn es während der Schulstunden Kopfschmerzen bekommt.

Bessern sich die Kopfschmerzen Ihres Kindes nicht, sollten Sie einen Arzt aufsuchen.

Kinder und ihre Umgebung

Kinder können Situationen manipulieren, aber nicht ihre Umgebung verändern. Studien haben gezeigt, daß Umwelteinflüsse in einem bestimmten Raum oder einem Gebiet die Zahl der Kopfschmerzen beeinflußt.

Eine interessante Arbeit über Kopfschmerzen und Migräne unter Schulkindern wurde von den Ärzten Dr. Sillanpää und Dr. Peltonen in der nordfinnischen Gemeinde Enontekiö durchgeführt. Dies ist eine der weitverstreuten Ge-

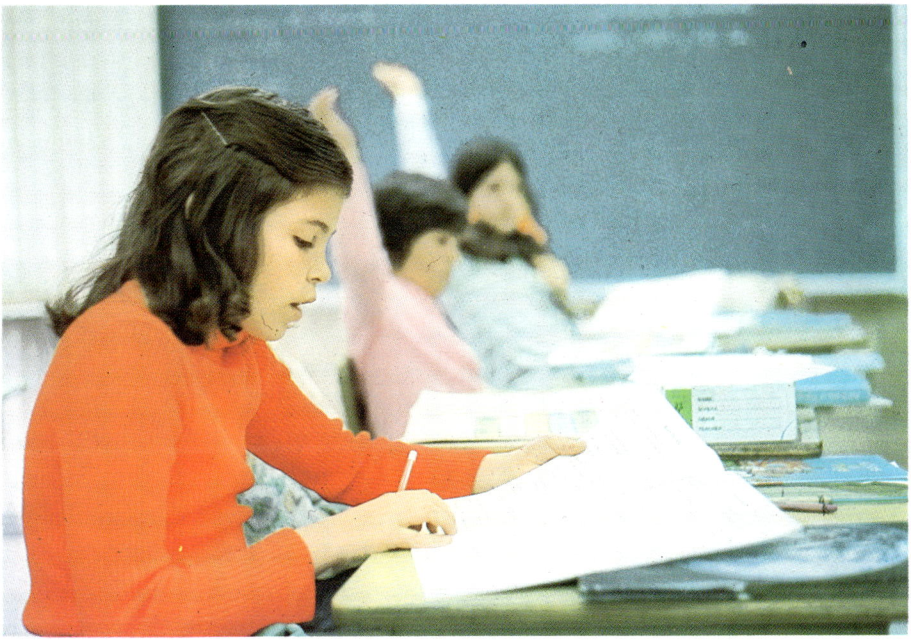

Probleme in der Schule können bei Kindern zu Spannungskopfschmerzen führen.

meinden in Lappland, wo die Witterungs- und Temperaturschwankungen während des Jahres außergewöhnlich hoch sind. Während des Sommers sinkt die Sonne siebzig Tage nicht, und es gibt im Winter sechsundfünfzig Tage lang keinen Sonnenaufgang. Die Temperatur schwankt zwischen −50° und +30°C.

In dieser Studie wurde ein Fragebogen an die Familien mit Schülern zwischen sieben und fünfzehn Jahren ausgegeben, um herauszufinden, wie viele an Kopfschmerzen und Migräne leiden. Es ist interessant, die Zahlen von Dr. Sillanpää und Dr. Peltonen mit jenen einer ähnlichen Studie, die zu einem früheren Zeitpunkt in Schweden von Dr. Bo Bille durchgeführt worden ist, zu vergleichen. Das Resultat beider zeigt einen hohen Prozentsatz von Kopfschmerzen unter Kindern, viel höher als der Durchschnitt bei Kindern der übrigen westlichen Welt.

		Schweden 1962	**Lappland 1977**
Alter	Kopfschmerzen	57%	47%
0–7 Jahre	Migräne	1%	1%
Alter	Kopfschmerzen	59%	61%
7–15 Jahre	Migräne	4%	4%

Glücklicherweise haben die meisten Kinder-Kopfschmerzen keine ernsthaften Ursachen und können mit einfachen schmerzstillenden Mitteln behandelt werden. Gelegentlich, wenn auch ziemlich selten, können sie das Symptom einer ernsthafteren Erkrankung sein.

Ernste Erkrankungen

Wenn Ihr Kind unerwartet Kopfschmerzen bekommt und dann andere Symptome entwickelt, wie z. B. einen steifen Hals, ein hängendes Augenlid oder einen epileptischen Anfall, sollten Sie sofort ärztliche Hilfe suchen. Hirnhautentzündung (Meningitis), Entzündung des Gehirns (Encephalitis) und Hirntumor sind schwere Erkrankungen, die mit Kopfschmerzen beginnen. Wenn Sie auch nur den geringsten Zweifel über die Symptome Ihres Kindes haben, sollten Sie immer einen Arzt zu Rate ziehen.

Halten Sie jede Medizin außer Reichweite!

Wenn der Arzt Medikamente oder Tabletten für Ihr Kind verschreibt, vergewissern Sie sich, daß sie an einem sicheren Platz untergebracht sind, vorzugsweise in einem versperrbaren Schrank. Kinder, vor allem neugierige Kleinkinder, versuchen alles in den Mund zu nehmen, und das könnte, und leider passiert es auch manchmal, gefährliche Folgen haben. Die meisten Kleinkinder sind unglaublich erfindungsreich, wenn sie ein hohes Fach erreichen wollen; deshalb sollten Medikamente, die Sie im Haus haben, immer vor jedem ihrer Zugriffe sicher sein. Einige Pillen werden von der Industrie kindersicher verpackt, was sehr vernünftig ist. Seien Sie besonders vorsichtig mit süß- oder fruchtigschmeckender Medizin. Manche Tabletten sehen sogar wie Süßigkeiten aus, was sie natürlich um so anziehender macht.

11 FORSCHUNG UND MIGRÄNE-KLINIKEN

Migräne ist keine Todeskrankheit und hat auch nicht die spektakuläre Anziehungskraft einer Herztransplantation. Aus diesem Grunde wird auch ihre Forschung weit weniger unterstützt. Trotzdem gibt es eine Reihe von Forschungen auf dem Gebiet der Migräne, die interessante Wege aufzeigen.

Verbreitung

Eine der ersten Feststellungen über jede Krankheit ist, herauszufinden, wen sie befällt, wie viele Menschen davon betroffen sind, wie häufig die Anfälle sind und was die beschleunigenden Umstände oder Auslösefaktoren sind.

Professor W. E. Waters von der Universität Southampton, England, beschäftigte sich eingehend mit der Epidemiologie von Kopfschmerzen und Migräne in England. Seine Ergebnisse sind sehr interessant. Einige seiner früheren Untersuchungen wurden in Wales mittels eines Fragebogens, der Details über Kopfschmerzen erfaßte, durchgeführt. Das Wort Migräne kam im Fragebogen nicht vor, aber jeder, der im vorangegangenen Jahr der Untersuchung Kopfschmerzen gehabt hatte, sollte Migränemerkmale angeben.

Professor Waters fand, daß überraschenderweise einige Merkmale von Migräne mit jenen von Kopfschmerzen übereinstimmten. Die Schätzung zeigte, daß in einem Industriegebiet im südlichen Wales 19 Prozent aller Frauen zwischen 20 und 64 irgendwann im Jahr Migräne gehabt hatten. Er sagte jedoch auch, daß Migräne schwer zu definieren ist.

Professor Waters und seine Mitarbeiter haben seitdem Studien über Kopfschmerzen und Migräne in einer Londoner Praxis, auf den Scilly-Inseln bei der Küste Cornwalls, in einem Gefängnis, in zwei Schulen und einer englischen Stadt (Southampton) gemacht. Seine Schlußfolgerung ist, daß Kopfschmerzen bei Frauen verbreiteter sind als bei Männern und daß in beiden Fällen der Prozentsatz mit dem Alter sinkt. Er fand, daß in Southampton 73,1 Prozent der Männer und 81,4 Prozent der Frauen im vorangegangenen Jahr Kopfschmerzen gehabt hatten, aber nur 12 Prozent der Männer und 19 Prozent der Frauen damit zum Arzt gegangen sind.

Diese Arbeit ist wichtig, denn sie zeigt nicht nur, wie verbreitet Kopfschmerzen sind, sondern sie unterstreicht auch die Tatsache, welch kleiner Prozentsatz von Leidenden ärztlichen Rat suchen.

Forschung über die Blutzirkulation

Was immer auch der tiefere Grund eines Migräne-Anfalles ist, es besteht kein Zweifel, daß zu einem bestimmten Zeitpunkt die Blutgefäße betroffen sind. Ein Großteil der Untersuchungen betraf deshalb Studien über die Blutzirkulation und die Reaktion der Blutgefäße während und zwischen den Anfällen. Obwohl es Unterschiede in den Blutgefäßen bei Menschen mit Migräne in der Zeit zwischen den Anfällen gibt, findet jedoch die größte Veränderung stets während der Anfälle selbst statt, und aus diesem Grunde müssen die meisten Untersuchungen auch zu dieser Zeit durchgeführt werden.

Während der Anfangsperiode oder im Stadium der frühen Vorzeichen eines Migräne-Anfalls ziehen sich die Blutgefäße zusammen, d. h., sie verengen sich; in der späteren Kopfschmerzphase dagegen erweitern sie sich. Der einzige Ort im Körper, wo Blutgefäße ohne Beeinträchtigung des Menschen beobachtet werden können, ist das Auge. Mittels eines Ophthalmoskops ist es möglich, die Blutgefäße hinter dem Auge zu sehen, und es gibt Kameras, die sie auch fotografieren können. Wenn ein Maßstab in die Fotografie eingeschlossen ist, kann die tatsächliche Größe der Blutgefäße gemessen und festgestellt werden, um wieviel sie sich zusammengezogen oder erweitert haben.

Die Blutgefäße, die so am Augenhintergrund gemessen werden können, sind Nebengefäße der Hauptblutgefäße des Kopfes. Deshalb reflektieren diese Veränderungen wahrscheinlich jene Veränderungen, die sonst in der Blutzirkulation des Gehirns vor sich gehen.

In den vergangenen Jahren wurden neue Techniken, wie z. B. Thermographie und Doppler-Ultraschall, zur Erforschung der Tätigkeit der kleinen Blutgefäße im Kopf während eines Migräne-Anfalles oder bei „Cluster"-Kopfschmerzen verwendet. Die Thermographie kann die Veränderungen in der Hauttemperatur aufzeigen. Wenn der Blutstrom zu dem bestimmten Gebiet zunimmt, dann steigt auch die Hauttemperatur. Die Doppler-Technik verwendet einen Ultraschallempfänger, um damit die Richtung, Geschwindigkeit und Turbulenz der Blutzirkulation zu messen.

Andere Methoden zur Untersuchung der Veränderungen in der Blutzirkulation im Kopf sind Studien über die Blutzirkulation im Gehirn und durch Hirnangiographie. Bei der Hirnangiographie wird ein Kontrastmittel in eines der Blutgefäße injiziert, und dabei werden Röntgenaufnahmen, Angiogramme, gelegentlich während der Migräne-Aura, angefertigt. Keine davon hat irgendeine grobe Abnormität in den Hauptblutgefäßen gezeigt. Dies läßt vermuten, daß Größenveränderungen in den Blutgefäßen vor sich gehen, die zu klein sind, um sie technisch sichtbar werden zu lassen.

Die Blutzirkulation im Gehirn kann durch Injektion eines radioaktiven Gases, Xenon, in die Hauptblutgefäße des Nackens, gemessen werden. Es kann dann die Ausbreitung durch das Gehirn verfolgt werden.

Biochemische Forschung

Der Körper ist ein äußerst komplexer Organismus, und jede Tätigkeit und Reaktion hängt mit biochemischen Veränderungen zusammen. Menschen sind die einzigen Lebewesen, die an Kopfschmerzen leiden, deshalb müssen alle direkten Beobachtungen über Kopfschmerzen auch beim Menschen gemacht werden. Allerdings können einige Studien, wie die Reaktion der Arterien auf gewisse Substanzen, auch bei Tieren durchgeführt werden.

Wie wir wissen, erzeugt jede Art von Streß Migräne-Anfälle, und unter Streß erzeugt der Körper Substanzen, die als Katecholamine bekannt sind. Dies sind Hormone, die durch die Bauchspeicheldrüse vermehrt ausgeschieden werden und Adrenalin, Noradrenalin und Dopamin enthalten. Adrenalin und Noradrenalin bewirken einen beschleunigten Herzschlag und warnen den Körper in Gefahrensituationen. Alle drei Substanzen wirken auf die Blutgefäße ein. Es wurden deshalb Untersuchungen zur Feststellung der Menge der Substanzen beim Menschen während eines Migräne-Anfalles durchgeführt.

In den frühen sechziger Jahren fand Professor Frederigo Sicuteri, Florenz, daß Migräne-Opfer während eines Anfalles eine abnorme Höhe einer Substanz 5-Hydroxyindolessigsäure (5HIAA) in ihrem Harn ausscheiden. Das ist ein Abfallprodukt von Serotonin (5-Hydroxytryptamin oder 5HT), eine der Chemikalien, die im Gehirn gefunden wurden und die die Größe der Blutgefäße im Körper beeinflussen.

Andere Arbeiten von Professor Frederigo Sicuteri, Florenz, und Professor Lance und seiner Mitarbeiter in Australien zeigen, daß die Höhe von vorhandenem Serotonin im frühen Stadium des Anfalles ansteigt und in den späteren Stadien sinkt. Serotonin ist in den Blutkörperchen, den kleinen scheibenartigen Teilen des Blutes, enthalten und sondert sich ab, wenn die Blutkörperchen zusammenkommen. Die Blutkörperchen von Menschen mit Migräne zeigen eine größere Gerinnungsfähigkeit und entlassen während eines Anfalles Serotonin.

Dr. Edda Hanington, London, hat eine Theorie einer abnormen Blutkörper-Funktion als erste Störung bei Migräne festgestellt. Normalerweise gerinnen die Blutkörperchen als Reaktion verschiedener Substanzen wie Noradrenalin und Adrenalin. Gerinnt das Blut, können die kleinen Blutgefäße im Gehirn blockiert werden und so die Warnsymptome verursachen.

Migräne und Schlafforschung

Seltsamerweise finden manche Menschen, daß sie bei zu langem Schlafen Migräne bekommen können. Ein amerikanischer Arzt bestätigt eine Besserung der Migräne seiner Patienten, wenn er ihren Schlaf verkürzt und die Tiefe des Schlafes durch wiederholtes Berühren während der Nacht gestört hat. Einige Menschen, die Migräne bekommen, integrieren ihre Träume in die Warnsymptome ihres Anfalls. Eine andere Gruppe wiederum bekommt Migräne, wenn sie zu lange ohne Schlaf ist. Aber die meisten, die einen Migräne-Anfall haben, fühlen eine Besserung, wenn sie schlafen gehen können.

Es gibt wiederkehrende Zyklen im Schlafverhalten, die anscheinend durch das Nervensystem reguliert werden. Einer dieser Zyklen wird durch eine rasche Augenbewegung gekennzeichnet **REM** (rapid eye movement). Diese Schlafperiode ist mit dem Träumen ebenso wie mit einer Steigerung des Herzschlages, der Atmung und der Blutzirkulation verbunden. Professor E. D. Weitzmann, New York, leitet ein eigenes Schlaflaboratorium, in dem diese Aktivitäten dauernd aufgezeichnet werden können, ob man nun schläft oder wach ist. Professor Weitzmann und Dr. J. D. Dexter haben gezeigt, daß Migräne-Kopfschmerzen, die in der Nacht während des Schlafes auftreten, mit dem **REM**-Schlaf in Verbindung gebracht werden können. Es gibt auch weitere Beweise, daß die chemische Substanz Serotonin, die die Größe der Blutgefäße verändert, mit der Regulierung der Schlafzyklen verbunden ist. **REM**-Schlaf wurde mit einer gesteigerten Blutzirkulation im Gehirn in Verbindung gebracht, und Migräne mit dem Schlafstadium, wo die Veränderungen in der Blutzirkulation des Gehirns und der Serotonin-Zirkulation stattfinden.

Versuche mit neuen Medikamenten

Ständig werden neue Medikamente entwickelt. Wenn aber eine pharmazeutische Firma ein neues Produkt für Migräne oder einen anderen Zweck auf den Markt bringen will, müssen, bevor es in den Handel gelangt, verschiedene Tests durchgeführt werden: Gifttests mit Tieren etwa, um zu erfahren, ob es schädliche Nebenwirkungen hat. Dann wird das Medikament am Menschen erprobt, um die Wirkungsfähigkeit festzustellen und die geeignete Dosis zu finden.

Versuche mit Anti-Migräne-Präparaten werden meistens mit Freiwilligen in Migräne-Kliniken oder in Stationen mit einer größeren Anzahl von Kopfschmerz-Patienten durchgeführt. Jeder, der an diesen Versuchen oder Tests teilnimmt, muß gesund und über den Sinn und Zweck des Versuches informiert sein. Die Testpersonen sollen zwischen 18 und 60 Jahre alt sein, mit zumindest zwei, jedoch nicht mehr als acht Kopfschmerzen pro Woche. Am wichtigsten ist, sie dürfen keine Präparate nehmen, die die Wirkung des zu testenden Medikamentes beeinträchtigen.

Begonnen wird mit „offenen Versuchen“. Der Patient und der Arzt wissen, welches Medikament verabreicht wird, wobei der Patient die Wirkungen und alle Nebenwirkungen angeben muß. Wenn einmal die geeignete Dosis gefunden worden ist, wird ein „doppelt blinder Versuch“ durchgeführt. In dieser Versuchsart werden sowohl aktive als auch inaktive Mittel eingenommen, und weder der Arzt noch der Patient wissen, welche es sind. Dies geschieht, um die Meinung über die Wirksamkeit weder positiv noch negativ zu beeinflussen. Patienten neigen dazu, sich besser zu fühlen, wenn sie ein neues Mittel nehmen, besonders wenn sie wissen, daß der Arzt an ihnen und ihrer Reaktion auf dieses Medikament interessiert ist. Der Besserungszustand, bekannt als Placebo-Reaktion, kann bis zu 30 Prozent hoch sein.

Das Testen eines neuen Medikaments ist ein komplizierter und kostspieliger Prozeß, der dem pharmazeutischen Unternehmen viel Geld kostet und bis zu drei Jahren dauern kann.

Migräne-Kliniken

Was Sie über Migräne-Kliniken wissen sollten

In der ganzen Welt gibt es nun Kliniken, die sich besonders auf Migräne und andere Arten von Kopfschmerzen spezialisiert haben. Diese Kliniken unterscheiden sich nur geringfügig in ihren Methoden und ihrer Organisation. In diesem Buch beziehe ich mich auf die Ergebnisse der Migräne-Klinik in London, an der ich arbeite. In dieser Klinik, wie in anderen auch, können Menschen mit Migräne von Ärzten behandelt werden, die auf Migräne spezialisiert sind. Alle Untersuchungen werden von einem Spezialisten durchgeführt.

Wie immer der Unterschied in der Führung einer Migräne-Klinik in westlichen Ländern ist, sei sie nun staatlich unterstützt oder privat, so gibt es doch allgemeine Übereinstimmung bei der Behandlung. Die meisten Ärzte sind heute der Meinung, daß in diesen speziellen Migräne-Kliniken bezüglich Diagnose, Behandlung und Forschung viel getan werden kann.

Um in eine Migräne-Klinik aufgenommen zu werden, ist es nötig, vom Hausarzt zugewiesen zu werden. Sie erhalten einen Anweisungsschein, oder der Arzt vereinbart einen Termin in der nächstgelegenen Klinik. Die meisten Migräne-Kliniken befinden sich in Spitälern. Gibt es jedoch keine spezielle Klinik in Ihrer Nähe, wird er Sie in die Neurologische Abteilung des nächstgelegenen Krankenhauses überweisen.

Neben diesen Spitalskliniken gibt es auch eine geringe Anzahl von privaten Kliniken, die unabhängig von Krankenhäusern geführt werden und ausschließlich Migräne und Kopfschmerzen behandeln. Der große Vorteil dieser Spezialkliniken ist, daß Menschen während ihres Anfalles untersucht werden können.

Die Migräne-Klinik der Stadt London

Eine der ersten Migräne-Kliniken, die Patienten während eines akuten Anfalls aufnahmen, war die Migräne-Klinik der Stadt London, die ich einzurichten half. Sie wurde 1970 eröffnet und steht als Zentrum für Migräne-Behandlung und -forschung zur Verfügung. Die Patienten werden entweder vom praktischen Arzt geschickt oder kommen während des Anfalls zur Notbehandlung. Seit ihrem Entstehen wurden über 4000 Patienten während eines akuten Anfalls behandelt.

Einige der Fragen, die mir während meiner zehnjährigen Tätigkeit in der Klinik am häufigsten gestellt wurden, sind hier aufgenommen.

Warum brauchen wir Migräne-Kliniken?

Menschen gehen am liebsten dorthin, wo man Erfahrung hat und wo sie ernst genommen werden. Wenn Sie Kopfschmerzen haben, möchten Sie nicht, daß man Ihnen sagt, es wären „nur“ Kopfschmerzen, möchten auch nicht, daß man Sie nach wenigen Minuten fortschickt. In der Migräne-Klinik werden Sie von Ärzten behandelt, die ein spezielles Interesse an Migräne und anderen Kopfschmerzarten haben und die auch über die besten Behandlungsmethoden verfügen.

Die spezialisierten Migräne-Kliniken sind in der einzigartigen Situation, Menschen mit starken Kopfschmerzen nahezu sofort zu untersuchen. Sie werden in einen ruhigen Raum gebracht, ihre Krankengeschichte wird aufgenommen, und Sie werden sofort vom Arzt betreut. Jeder, der einmal in einer Unfallstation eines Krankenhauses war, weiß, daß die Wartezeit eine Stunde und länger sein kann. Nicht so in der Spezialklinik. Dort wird dem Patienten die entsprechende Behandlung sofort zuteil, und er kann sich zur Ruhe legen und schlafen, wenn er es will.

Weiters geben Migräne-Kliniken dem Arzt die Möglichkeit, Forschung zu betreiben, was in dieser wesentlichen Zeit geschieht.

Ist eine Migräne-Klinik vor allem für Forschungszwecke eingerichtet?

Diese Kliniken sind für die Forschung besonders wichtig, da relativ wenig darüber bekannt ist, was während eines Migräne-Anfalls geschieht. Wird der Patient in dieser Zeit nicht beobachtet, ist es sehr schwierig, Informationen über die Art der biochemischen und aller anderen Veränderungen, die während eines Anfalls vor sich gehen, zu erhalten. Zwischen den einzelnen Anfällen sind Menschen mit Migräne in jeder Weise normal.

Obwohl die Forschung eines der Hauptanliegen der Klinik ist, kommt der Patient immer an erster Stelle. Die Klinik ist vor allem dazu da, Sie zu sehen, Sie zu behandeln, und keine Forschung kann ohne Ihre bereitwillige und tatkräftige Mitarbeit durchgeführt werden.

Wer führt eine Migräne-Klinik?

Obwohl bei Migräne das Hauptsymptom der Kopfschmerz ist, gibt es keinen Zweifel, daß eine Vielzahl von Menschen auch andere Symptome haben. Über 90 Prozent spüren Übelkeit, 50 Prozent erbrechen manchmal, 20 Prozent haben Durchfall, und manche haben Schwierigkeiten beim Wasserlassen. Während eines Anfalls ist es nicht ungewöhnlich, ein Kältegefühl zu spüren, sich sogar vor Kälte zu schütteln; es kann aber auch Hitze aufsteigen. Wegen der Allgemeinheit der Symptome und den Veränderungen während eines Anfalls glauben viele Menschen, daß der praktische Arzt den Migräneleidenden behandeln soll. Tatsächlich werden auch die meisten Menschen durch den Hausarzt behandelt und benötigen keine Klinik. Allerdings vermitteln die Kliniken, die von Spezialisten geführt werden, natürlich auch eine spezielle Behandlung.

Viele Kliniken werden z. B. von Neurologen geführt. Dies sind Ärzte, die auf die Diagnose und Behandlung von Erkrankungen des Nervensystems spezialisiert sind. Sie sind unbestreitbar eher befähigt, eine differenzierte Diagnose bei Migräne und anderen Kopfschmerzarten zu stellen.

Zumindest eine erfolgreiche Migräne-Klinik in den Vereinigten Staaten wird von einem Augen-, Nasen- und Halsspezialisten geführt. Viele dieser Spezialisten haben auch besonderes Interesse an Migräne.

Eines aber ist sicher: Jeder, der eine Migräne-Klinik führt, hat wirkliches Interesse an Migräne und am Patienten, der sich an ihn wendet.

Wer soll eine Migräne-Klinik aufsuchen?

Manchmal ist es die Person, die selbst Migräne hat, die entscheidet, ob sie einen Spezialisten aufsuchen will, vielleicht aus dem Grund, weil die Behandlung, die sie bis jetzt erhalten hat, nicht genügend geholfen hat. Meistens jedoch ist es der Hausarzt, der entscheidet, ob weitere Hilfe gesucht werden sollte, vor allem wenn es Zweifel darüber gibt, ob die Symptome durch Migräne verursacht werden.

Wo gibt es Migräne-Kliniken?

Die meisten befinden sich in den Ambulanzen der Allgemeinen Krankenhäuser und sind ein oder zwei Tage pro Woche geöffnet. Der Vorteil einer Migräne-Klinik in einem großen Spital ist, daß Personal für andere nötige Untersuchungen vorhanden ist, wie z. B. Röntgenaufnahmen, CAT-Scans, Elektroencephalogramme usw. Patienten mit verschiedenen Kopfschmerzarten können untersucht und behandelt werden. Nötigenfalls steht auch ein Gehirnchirurg zur Verfügung.

Der Nachteil jedoch ist, daß diese Spezialkliniken nur ein- oder zweimal wöchentlich geöffnet und nur wenige dafür geeignet sind, akuten Anfällen spezielle Hilfe zu leisten.

Kleinen Kliniken, die sich mit Migräne beschäftigen, ist es möglich, ein individuelleres Service zu geben. Sie werden eher denselben Arzt bei Ihren verschiedenen Besuchen sehen, und die Wartezeiten sind wahrscheinlich geringer. Sie wissen auch, daß jeder Arzt, der dort arbeitet, spezielles Interesse an Migräne hat.

In der Praxis haben beide Arten von Kliniken einen wertvollen Vorteil: In einem großen Krankenhaus stehen alle nötigen Einrichtungen zur Verfügung, während in einer kleinen Klinik die Patienten schneller untersucht werden und während eines Anfalls eine Notbehandlung erfolgen kann.

Was habe ich von einer Klinik?

Seit Beginn des menschlichen Lebens haben sich die Menschen immer mit dem Schmerz, und wie man ihn los wird, beschäftigt. Der Kopfschmerz ist eine der verbreitetsten Schmerzarten; und eines jener Anliegen, die Sie an Ihre Kopfschmerz-Klinik haben, ist: diesen Schmerz zu erleichtern. Allerdings ist eine totale Heilung bei Kopfschmerzen selten. Die Kliniken können eine große Verminderung des Schmerzes bieten, eine Erklärung über den Auslösemechanismus und die Versicherung geben, daß in einem Großteil der Fälle keine ernsthaften Erkrankungen zugrunde liegen.

Wenn Sie etwas über Ihre Kopfschmerzen oder Ihre Behandlung nicht begreifen, verlangen Sie eine Erklärung in der Klinik. Die Ärzte sind vor allem dazu da, Ihnen zu helfen. Es ist wichtig, daß Sie die Behandlungsmethode verstehen und jedes Medikament, das verschrieben wird, auch einnehmen. Ich habe Fälle gekannt, in denen Personen, die eine vorbeugende Behandlung haben sollten, lediglich eine Tablette während eines Anfalls nahmen. Manche Menschen nehmen sogar zwei- oder dreimal täglich schmerzstillende Mittel, auch wenn sie keine Schmerzen haben.

Kann ich ohne Medikamente behandelt werden?

Es gibt nun verschiedene Migräne-Kliniken, wo besonderer Nachdruck auf eine bestimmte Art der Behandlung, etwa *biofeedback* oder Akupunktur, gelegt wird. Wenn Sie Ihre Kopfschmerzen ohne Medikamente bekämpfen wollen, können Sie Ihren Arzt über diese Spezialkliniken fragen.

Eine andere Möglichkeit zur Reduzierung von Kopfschmerzen ohne Medikamente können Sie selbst lernen und zu Hause anwenden. Streß ist, wie ich in diesem Buch öfters erwähnt habe, ein wesentlicher Teilfaktor sowohl bei Migräne als auch bei Spannungskopfschmerzen, und viele Menschen glauben, daß Entspannung zu lernen eine große Hilfe ist. Um dieses Buch zu vervollständigen, wurde deshalb über dieses Gebiet ein eigenes Kapitel (Autorin ist Jane Madders) aufgenommen. Jane Madders ist eine führende Autorität in der Behandlung von Streß und lehrt Entspannung.

12 STRESS UND ENTSPANNUNG

von Jane Madders, Dip. P. Ed., MCSP

Niemand kann ohne Streß und Spannung leben, und richtig dosiert, wird er der Ansporn unserer Handlungen, die Stimulanz, die uns befähigt, sich verändernden Situationen anzupassen und die Herausforderungen, die uns das Leben bietet, anzunehmen. Schlecht gemeistert, ist er ein Mörder unserer modernen Welt und verursacht viele Krankheiten, macht uns unfähig zu arbeiten und zerstört persönliche Beziehungen.

Die meisten Menschen, die Migräne oder Spannungskopfschmerzen haben, sind sich bewußt, daß physische Ermüdung und emotionelle Zustände wie Aufregung, Wut, Frustration, andauernde Anspannung und Erregung ihre Anfälle auslösen können. Streß muß nicht unbedingt das Grundübel, kann aber ein beschleunigender Hauptfaktor sein.

Es gibt eine enge Beziehung zwischen Muskelanspannung und emotionellem Zustand; es gibt auch genügend Beweise, daß die verschiedenen Entspannungsmethoden helfen können, einen Ruhezustand zu erzeugen. Dabei ist es wichtig, sich zu erinnern, daß nicht so sehr die Streßsituation selbst die Probleme erzeugt, sondern die Reaktion auf diese. Und das können wir ändern.

Seit mehr als 30 Jahren lehre ich Entspannung für Patienten, die an Spannungskopfschmerzen und Migräne leiden. Ich habe eng mit Dr. M. Hay zusammengearbeitet, der Konsulent an der Birmingham Migräne-Klinik in England ist und viel zum Verständnis von Migräne beigetragen hat. Die meisten Männer und Frauen, die meine Klassen besuchen, kommen, weil sie selbst feststellen, daß Streß und Ermüdungsspannung eine große Rolle in ihren Anfällen spielten. Deshalb sind sie gut motiviert, Entspannung zu lernen. Wenn wir später nachprüften, fanden wir, daß die meisten von den Entspannungstechniken im täglichen Leben Gebrauch machen konnten. Ihre Anfälle waren dann weniger häufig, weniger stark und dauerten nicht mehr so lange wie früher. Sie hatten auch mehrere Vorteile: Einige waren erfreut, nun längere Reisen machen zu können, ohne an Migräne zu erkranken; Ferien, die früher zum Alptraum wurden, waren nun die helle Freude, ihr Schlaf besserte sich, und viele nahmen auch weniger Medikamente.

Ich selbst habe einmal an Migräne gelitten und weiß daher, daß diese Techniken keine totale Heilung bringen. Obwohl ich seit mehr als 20 Jahren keine Migräne oder starke Kopfschmerzen mehr habe, weiß ich, daß es nur einer längeren Streßperiode oder einiger falscher Mahlzeiten bedarf, um den schlafenden Tiger zu wecken.

Deshalb halte ich mich an meine eigene Medizin, die Entspannung heißt, und sie hilft wirklich. Es ist eine eigene Heilmethode ohne Medikamente, sie ist sicher und wert, sie ihrer zusätzlichen Vorteile wegen zu nützen.

Natürlich gehört zur Entspannung mehr als sich nur niederzulegen oder gehenzulassen. Zuerst muß man auch mehr über Spannungskopfschmerzen und Migräne wissen. Das hilft auch, die unbestimmte Angst, die einen befällt, zu verhindern.

Denn es ist wichtig, ein wenig über die Einflüsse von Streß auf den Körper zu verstehen, und wann Entspannung hilft. Manche Menschen zweifeln zuerst und können nicht verstehen, wie entspannte Arme und Beine bei Kopfschmerzen helfen könnten. Dieser gesunde Skeptizismus ist ein guter Anfang, denn um wirkungsvoll sein zu können, müssen Entspannungstechniken auf eigener Überzeugung, die auf Verstehen und Erfahrung aufgebaut ist, basieren.

Was ist Streß?

Als Individuen sind wir einzigartig, beispiellos und unwiederholbar, das Ergebnis des Zusammenspiels unserer ererbten Merkmale, frühen Kindheitserfahrungen und von dem, wie uns das Leben mitgespielt hat. Was dem einen anstrengend und aufreibend erscheint, kann für den anderen reine Freude sein. Manche suchen alle Aufregungen, die es nur gibt; sie arbeiten am besten unter Druck, kommen ungeknickt aus einem heißen Streit oder einer Abkanzelung durch einen Vorgesetzten und lieben Konflikte. Andere empfinden tief, werden von emotionellen Erfahrungen stark betroffen, nehmen sich Kritik zu Herzen und können durch Gefühle erschöpft werden. Diese bestimmten Qualitäten machen sie zu unschätzbaren Menschen, weil sie mehr auf andere Menschen eingestellt und sich ihrer Gefühle und Bedürfnisse deutlicher bewußt sind. Vorausgesetzt aber, sie können ihre Streßreaktionen meistern. Das sind die Menschen, die aus dem Entspannungstraining viel lernen. Versuchen Sie also, die Situation, die Sie anspannt, zu erkennen. Bestimmen Sie die Quellen Ihres Stresses. Das kann z. B. ein Mensch sein, Druck bei der Arbeit, Wechsel in der täglichen Routine, berufliche Veränderungen, Übersiedlung, Urlaub, Lärm oder zuwenig Schlaf. Lernen Sie, darauf in einer entspannteren Art zu reagieren.

Was geschieht bei Streß?

Hans Selye, ein in Österreich geborener Endokrinologe, der an der Universität in Montreal arbeitet, definiert Streß als die allgemeine Reaktion des Körpers auf jede an ihn gestellte Anforderung, angenehmer oder unangenehmer Natur. Es ist das Abnützungsverhältnis unseres Körpers. Das Ergebnis hat Überlebenscharakter und ist dazu bestimmt, den Körper für starke physische Aktionen, wenn das Leben in Gefahr ist, vorzubereiten. Das erste, wenn wir Gefahr erkennen (sei sie nun echt oder eingebildet), ist, daß unsere Muskeln sofort für die Aktion angespannt sind; wir schnappen vielleicht sogar nach Luft. (Erinnern Sie sich daran, wenn Sie die gegenteilige Situation herbeiführen wollen: Muskelentspannung und richtiges Atmen können helfen, Sie zu beruhigen.) Dann wird die Nachricht vom Gehirn aufgenommen, die biochemischen Substanzen kommen in die Blutzirkulation. Die Mitteilung, sich zum Kampf oder zur Flucht vorzubereiten, wird über die Nerven an alle Teile des Körpers ausgegeben. Eine Schar von physischen und chemischen Veränderungen gehen vor sich. Es scheint, daß Migräne-Leidende besonders empfindlich auf Katacholamine reagieren, Hormone, die im Streß durch die Nebennieren erzeugt werden.

Wenn die Gefahr vorbei ist und die biochemischen Substanzen verbraucht sind, beruhigt sich der Körper wieder. Wenn jedoch die Veränderungen unnötig auf einen längeren Zeitraum ausgedehnt werden, kann es zu einer Vielzahl von physischen und geistigen Störungen kommen.

Wir reagieren auf dieselbe Art mit Frustration in der Arbeit, bei Wut, wenn wir Auto fahren, auf häusliche Probleme. Aber Streßsituationen, wie sie unsere primitiven Vorfahren hatten, sind in unserer modernen Zivilisation nicht mehr die gleichen.

Ein gewisses Maß an Spannung ist für den Erfolg nötig und bis zu einem bestimmten Grad kann man, je erregter man ist, besser reagieren. Aber nur bis zu einem bestimmten Punkt. Es gibt ein Stadium der geistigen und physischen Erschöpfung, bei dem der normale Mensch versucht, sich auszuruhen, zu entspannen oder eine Änderung seiner Beschäftigung durchzuführen. Viele Menschen aber, besonders jene, die zu Kopfschmerzen neigen, glauben, sie müssen über diesen Punkt der Erschöpfung hinausgehen. Sie nehmen immer mehr auf sich und scheinen zu fürchten, etwas auszulassen. Einmal an diesem Punkt angelangt, ist es aber tatsächlich so, daß die Beendigung ihrer Aktivität Kopfschmerzen erzeugen kann.

Versuchen Sie abzuschätzen, .wieviel Streß Sie ertragen können. Haben Sie den Mut, manchmal „nein“ zu sagen, und verwenden Sie Entspannungstechniken zur Erneuerung Ihrer Energie. Sie werden um so besser arbeiten, und später wird es Ihnen möglich sein, spielend mehr Streß zu bewältigen.

Wie lernen Sie sich zu entspannen?

Muskelentspannung, die als physische Fertigkeit erlernt und in vielen täglichen Situationen angewendet werden kann, ist eine einfache Technik, die nahezu von jedem erlernt werden kann. Sie löst unnötige Muskelspannung und lindert den Schmerz, der dadurch besonders im Nacken, in den Schultern, auf Stirn und Kopfhaut verursacht wird. Sie hilft Ihnen, mit Streß fertig zu werden, kann die Toleranzschwelle Ihrer Schmerzempfindlichkeit erhöhen, und manche an Migräne Leidende finden, daß sie den tatsächlichen Schmerz des Anfalls durch Entspannung deutlich reduzieren können.

Obwohl wir ständig an die schädlichen Wirkungen einer andauernden Anspannung erinnert werden und uns dieser selbst bewußt sind, wird uns kaum gezeigt, wie wir uns entspannen sollen. Die folgenden Übungen sind eine Einführung und zeigen verschiedene Wege, Streß zu bewältigen.

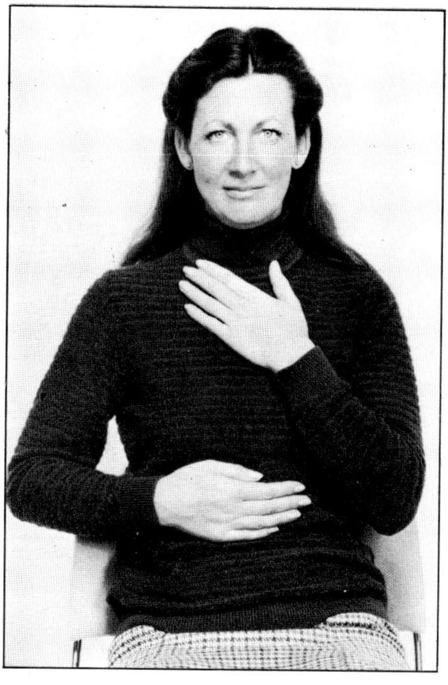

Atmen

Ängstliches, panikartiges Atmen spüren Sie im oberen Teil Ihrer Brust. Wenn Sie aus Gewohnheit überatmen, werden Sie finden, daß dadurch viele unangenehme Zustände wie Ängstlichkeit, Ohnmachtsgefühl, Kribbeln in den Händen und optische Störungen hervorgerufen werden. Prüfen Sie deshalb Ihre Atmung.

Legen Sie eine Hand auf den oberen Teil Ihrer Brust, die andere über den Nabel. Wenn Sie atmen, sollte sich die untere Hand zuerst heben, die obere fast überhaupt nicht. Wenn Sie üben, bleiben Sie beim Atmen ruhig und gleichmäßig im Rhythmus: ein – aus – entspannen; ein – aus – entspannen.

1

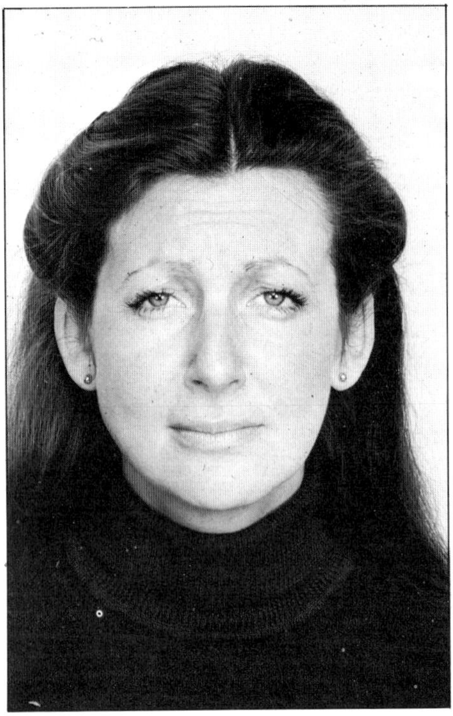

Wie erkennen Sie Spannung?

1. Angespannte Stirnmuskeln können Spannung verursachen, und umgekehrt. Entspannen Sie diese Muskeln, so daß Sie Ihre Stirn ein wenig breiter und höher als vorher fühlen.
2. Beißen Sie Ihre Zähne zusammen und merken Sie, wie Ihre Schläfen angespannt werden. Wenn Sie öfters am Tage (oder sogar während der Nacht) mit den Zähnen knirschen, kann das Kopfschmerzen erzeugen.
3. Viele Menschen wissen nicht, wie angespannt während des ganzen Tages Ihre Schultern sind. Ziehen Sie sie nach oben zu Ihren Ohren, als ob Sie ängstlich wären (3), werden Sie sich dessen bewußt, und lassen Sie sie dann wieder fallen. Beobachten Sie diese Anspannung Ihrer Schultern während des Tages, und wenn Sie für längere Zeit stillsitzen, schlängeln Sie sie hin und her.

2

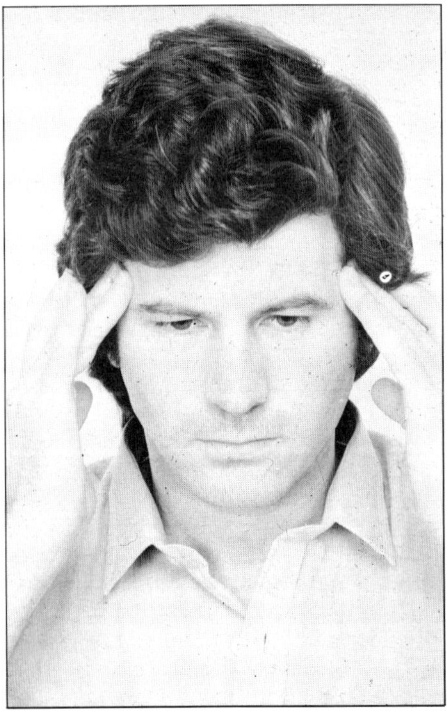

3

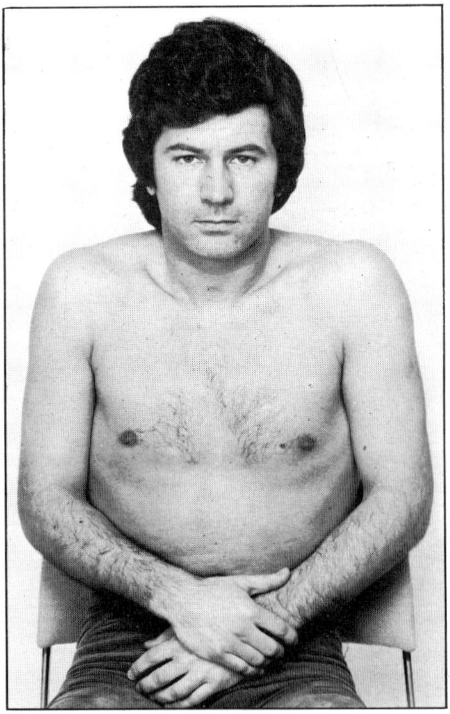

1

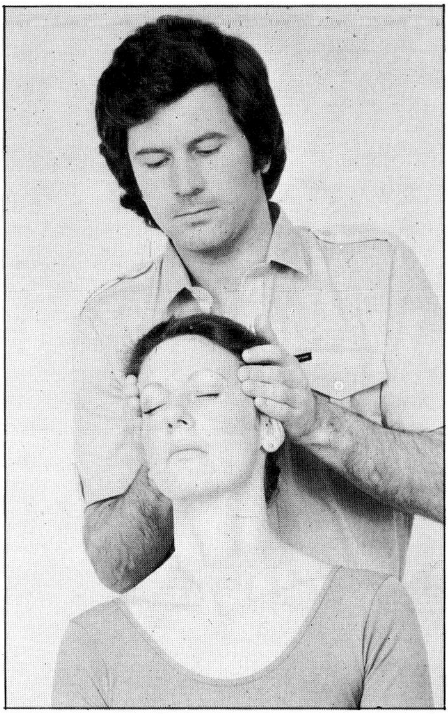

2

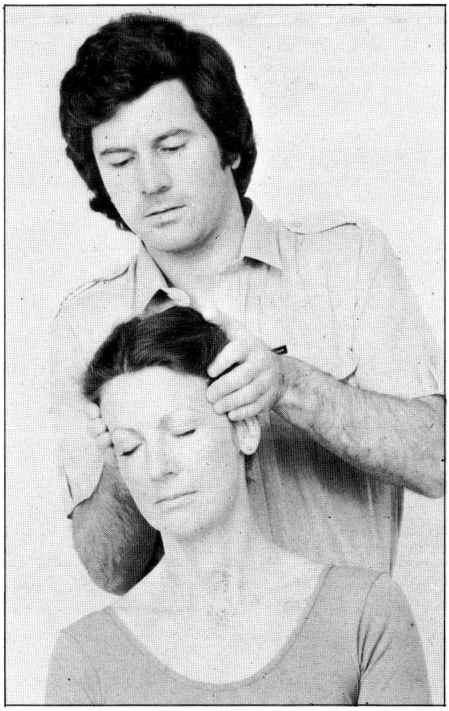

Üben Sie Entspannung mit einem Partner!

1 und 2: Ihr Partner kann Ihnen beim Entspannen Ihrer Nackenmuskeln helfen. Er steht hinter Ihnen und hält Ihren Kopf, den er vorher sanft in Stellung gebracht hat: aufrecht, weder zur Seite geneigt noch nach vorne gebogen! Der Partner bewegt Ihren Kopf sehr sanft und langsam (1 und 2). Wenn Ihre Nackenmuskeln entspannt sind, wird ihm dies, ohne ein Hindernis zu spüren, möglich sein. Die Übung endet mit dem Kopf gerade in der Mitte.

3: Ihr Partner legt eine Hand unter Ihren Ellbogen, die andere unter Ihr Handgelenk. Ohne Ihre Hilfe oder Hinderung hebt er sie und bewegt sie sanft. Er wird Ihnen sagen können, ob Sie entspannt sind und ob Ihr Arm sich lose und schwer anfühlt.

1

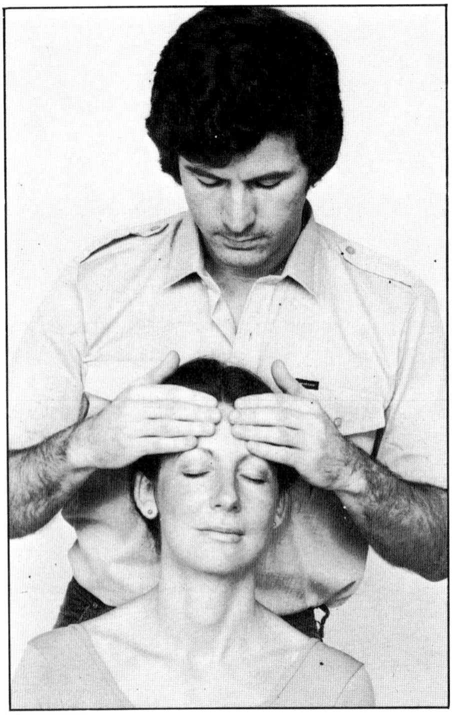

2

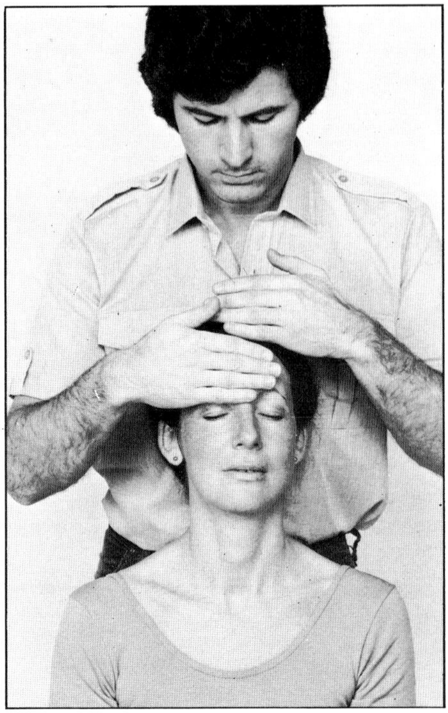

3

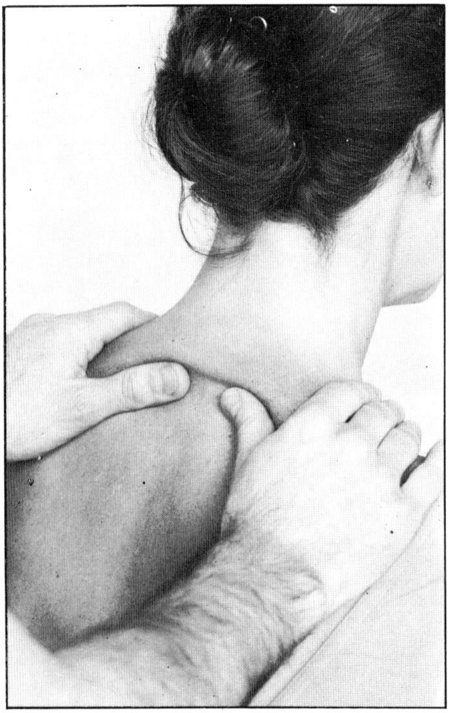

Massage

1. und 2. Massieren trägt zur Entspannung der Muskeln bei und gibt ein allgemeines Gefühl angenehmer Ruhe. Ihr Kopf sollte gegen Ihren Partner gelehnt sein. Schließen Sie Ihre Augen, während er sanft mit seinen Fingern seitwärts entlang der Stirn zu den Schläfen streicht (1). Nach einer Zeit kann er die Bewegung in ein beruhigendes Aufwärtsstreichen mit einer Hand nach der anderen ändern.

3. Die Haut wird stark, aber nicht unangenehm hinaufgezogen. Nach einer Weile fühlen Sie in den Schultern eine angenehme Wärme aufsteigen, die Sie entspannt.

1

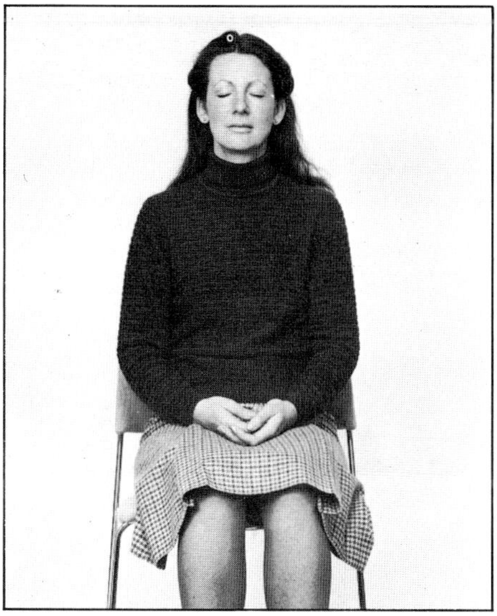

2

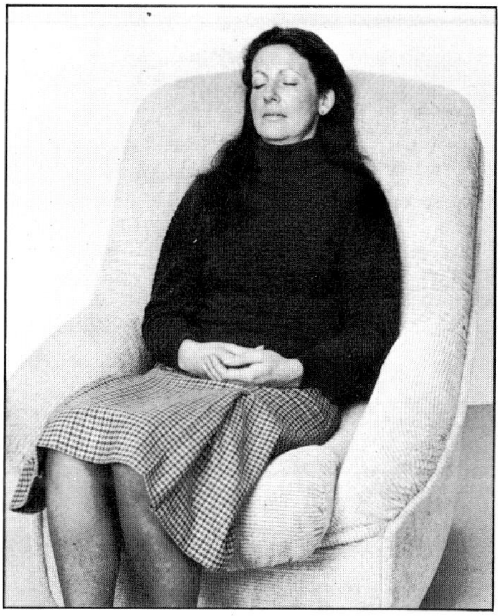

3

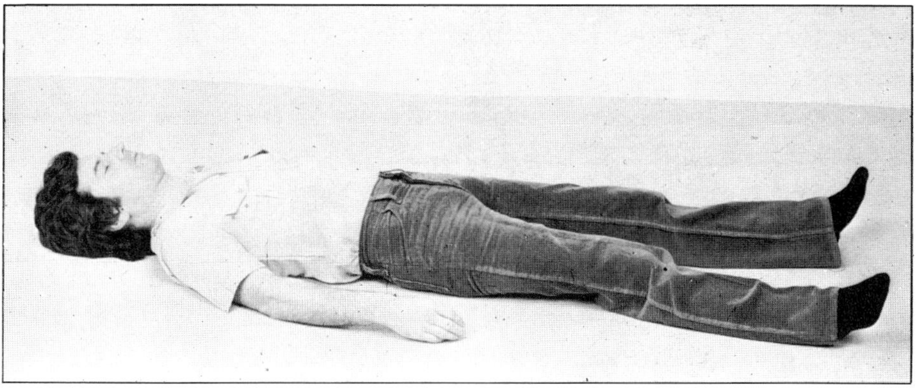

Pausen-Entspannung

Sie können aus wenigen Minuten der Entspannung, selbst wenn Sie aufrecht in einem Stuhl sitzen, viel herausholen. Sogar drei Minuten helfen schon. Sie können das überall durchführen, im Bus oder auch im Büro, wann immer Sie sich kurze Zeit ausruhen wollen. Benützen Sie einen Armstuhl (2). Besser können Sie sich entspannen, wenn Sie sich flach auf eine harte Unterlage legen (3). Wählen Sie die Möglichkeit, die Ihnen am besten zusagt.

Biofeedback

Biofeedback-Instrumente sind zweckmäßig, weil sie uns zeigen, wenn wir entspannt sind und wie wir dieses Ziel erreichen. Ich habe sie in meinen Klassen in den letzten sieben Jahren aber nur als zusätzliche Hilfe zum Entspannungstraining verwendet.

Das Instrument, das mir am nützlichsten schien, mißt die allgemeine Steigerung im vegetativen Nervensystem durch Messung der Veränderungen im elektrischen Widerstand der Haut. Solche Veränderungen erfolgen unentwegt im täglichen Leben, ohne bemerkt zu werden. Instrumente wie der Relaxometer übertragen sie in ein hörbares Signal. Veränderungen in der Tonhöhe zeigen sofort an, wenn Ihr Erregungszustand sich verändert. Sie können so „auf Befehl" entspannen lernen, zuerst einmal in einer ruhigen Umgebung und später in mehr oder weniger großen Streßsituationen.

Eine andere Art von *biofeedback* wird von Menschen verwendet, die Kopfschmerzen mit Stirnmuskelkontraktion haben. Dieses Instrument, Elektromyphon genannt, erzeugt einen Ton, wenn sich die Muskeln zusammenziehen.

Seit kurzem gibt es auch Forschungen über die Verwendung von Apparaten zur Messung der Hauttemperatur der Finger. Entspannte Menschen haben wärmere Hände als angespannte. Es wurde ein Meßgerät entwickelt, das die geringsten Veränderungen der Hauttemperatur (ein Hundertstel Grad) mißt. Als Rückkopplung ermöglicht dieses Meßgerät einer angespannten Person Entspannung zu lernen und die Fingertemperatur bewußt zu erhöhen. Wenn Sie diese Fertigkeit erlernt haben, können Sie sie erfolgreich bei den ersten Anzeichen einer Migräne anwenden, um den Beginn des Anfalls zu bekämpfen oder sie auch überhaupt im Keim zu ersticken. Es ist besonders lohnend, wenn man sich an den Gedanken gewöhnt hat, daß ein Anfall nach den ersten Anzeichen unvermeidlich ist. Später können Sie die Instrumente ausschalten und statt dessen Entspannungstechniken anwenden. Es ist nicht klar, ob dieses System des Haupttemperatur-*feedback* wirkungsvoller ist als der Hautwiderstand, der eine raschere Veränderung in der Anspannung anzeigt. Die Forschungen werden fortgesetzt, und es kann sein, daß der Temperaturtest weiterentwickelt und andersartig verwendet werden kann.

Es gibt viele Arten, Entspannung zu lernen. Einige benützen die mechanische Hilfe des *biofeedback*, andere ziehen die einfachere Muskelentspannung oder Meditation vor. Es liegt an jedem selbst, die richtige und für ihn geeignetste Methode zur Kontrolle der Reaktion auf Streß und dadurch auch auf Migräne und Kopfschmerzen zu finden.

13 ZUSAMMENFASSUNG

Kopfschmerzen und Migräne bringen jährlich Unglück über Millionen von Menschen. Es ist deshalb besonders wichtig, daß jeder, der darunter leidet, auch soviel wie möglich darüber weiß, wie seine Schmerzen vermieden oder behandelt werden können. Ich hoffe, daß dieses Buch alle aktuellen Informationen und praktischen Ratschläge, die Sie brauchen, vermittelt. Die Probleme jedes einzelnen sind verschieden, und es wird natürlich an Ihnen liegen, die beste Methode für Ihren bestimmten Fall zu finden. Vor allem aber kann das Wissen darüber, was Ihr Unbehagen erzeugt und welche Art von Hilfe zur Verfügung steht, Ihnen helfen, den bestmöglichen Weg zur Lösung Ihres Problems zu finden.

DANKSAGUNG

Mein Dank geht an meine Sekretärin, Fräulein P. Kasserer, ohne deren Hilfe und Unterstützung dieses Buch niemals geschrieben worden wäre, er geht auch an Diana Davies und Piers Murray Hill für ihr hilfreiches und freundliches Redigieren.

Das Material dieses Buches basiert auf den Informationen, die meine Patienten mir gegeben haben, und ich danke ihnen und meinen Mitarbeitern an der Migräne Klinik der Stadt London für ihre Hilfe. Ich möchte auch allen meinen Kollegen in der ganzen Welt Dank sagen, die mein Interesse an Migräne teilen und deren Arbeiten ich hier so oft zitiert habe. Im besonderen danke ich John Graham und Mervyn Eadie, die das Vorwort für die amerikanische und australische Ausgabe geschrieben haben.

Die erwähnten Fälle kommen aus meiner klinischen Erfahrung, aber weder sie noch die Namen beziehen sich auf bestimmte Patienten.

Das Kapitel Streß und Entspannung wurde von Jane Madders geschrieben, und ich bin ihr für diesen Beitrag besonders dankbar.

Und schließlich möchte ich Martin Dunitz für seinen Rat und seine Hilfe danken.

Marcia Wilkinson, London 1981

Der Verleger dankt für die Erlaubnis zur Reproduktion folgender Fotos: John Clutterbuch, New South Wales (Seite 79); Ed Cooper, Kalifornien (Seite 51); Bill Ling, London (Seite 24, 32, 33, 67, 97–101); Mill Services, Toronto (Seite 47, 71, 78); Adrian Pope, England (Seite 11, 28, 65) und Dough Wilson, Washington (Seite 37, 54, 83).

Die Diagramme auf Seite 16 und 61 wurden von Barbara Leaning gezeichnet. Evelyn Duval und John Weller waren die Modelle der Studioaufnahmen, die Möbel wurden freundlicherweise von William Whitely Ltd. Bayswater, London zur Verfügung gestellt.

REGISTER